基础医学影像学

主　编　陈　懿　刘洪胜
副主编　罗洪建　张乾营
编　委　陈　懿　刘洪胜　罗洪建　张乾营
　　　　郭山鹰　杨守红　胡文锐　邱雨濛
　　　　金　军　白薇薇　胡　珊　韦邦燕
　　　　尚　梅

BASIC MEDICAL IMAGING

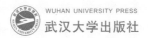
WUHAN UNIVERSITY PRESS
武汉大学出版社

图书在版编目（CIP）数据

基础医学影像学/陈懿,刘洪胜主编 . —武汉:武汉大学出版社,2018.8
(2021.12 重印)
ISBN 978-7-307-20380-8

Ⅰ.基… Ⅱ.①陈… ②刘… Ⅲ. 医学摄影—教材 Ⅳ.R445

中国版本图书馆 CIP 数据核字(2018)第 162205 号

封面图片为上海富昱特授权使用(ⓒ IMAGEMORE CO., Ltd.)

责任编辑:胡 艳 责任校对:汪欣怡 版式设计:汪冰滢

出版发行:**武汉大学出版社** (430072 武昌 珞珈山)
(电子邮箱:cbs22@whu.edu.cn 网址:www.wdp.com.cn)
印刷:武汉市宏达盛印务有限公司
开本:787×1092 1/16 印张:8.25 字数:191 千字
版次:2018 年 8 月第 1 版 2021 年 12 月第 3 次印刷
ISBN 978-7-307-20380-8 定价:70.00 元

前　言

"基础医学影像学"是医学影像技术专业的先导课程，目的在于用简洁的语言、生动的图片、典型的案例，向学生全面展示医学影像技术专业的学习和研究领域。使学生了解专业，初步建立专业思想，初步掌握学习方法，梳理出专业学习计划，为下一步开展专业学习打下良好基础。

全书共分为八章，从 X 线的发现到放射学的萌芽、发展、演变、成熟等方面开始，详细地回顾了医学影像技术的发展历史；并对 X 线检查、CT 检查、超声检查、MRI 检查、核医学检查等技术进行了重点讲解。书中还引入了影像诊断思维的相关内容，对夯实学生的专业学习基础将起到重要的促进作用。

本书根据教师在使用现行教材教学中所发现的问题以及各学校教师的反馈意见及建议合理组织内容，进一步提炼文字，使其更加易教、易学、易懂，更能体现当今先进的教学理念。

本书以学生为本，文字控制在合理范围内，简明扼要，重点突出，给老师及学生以更大的自由空间；突出了启发式教学的思想，重在调动学生学习积极性。

由于作者水平有限，书中缺点、错误在所难免，恳请读者给予批评指正，以便再版时改进和提高。

编　者
2018 年 5 月

目　录

第一章 医学影像技术专业的产生及发展

第一节 X线摄影技术的产生

医学影像技术专业是培养在医院影像科前台，根据临床需要，操作各种医学成像设备，为患者进行规范影像学检查，得出清晰的、符合临床诊断标准的影像图像，提交给临床，帮助诊断、辅助治疗的人才的学科。

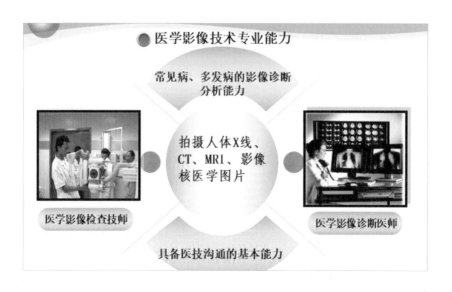

从发现 X 射线（以下称 X 线）开始，一百多年来，人们运用 X 线和其他的成像方式对身体进行检查的脚步就从未停止。从最开始的 X 线检查技术和 X 线诊断学演变到放射专业，再到现在的医学影像技术专业和医学影像学，名称的变换体现着其内涵的不断丰富。

1895 年 11 月 8 日，伦琴做实验时发现了 X 线。发现 X 线之后，伦琴马上将其运用于实践，他说服自己的太太作为实验者，拍摄了世界上第一张 X 光片。医学实践者们几乎立即认识到伦琴发现 X 线的重大意义。他们认为，一台诊断用的 X 线设备就如同医生的听诊器一样，以后将是必不可少的，放射学开始萌芽了。

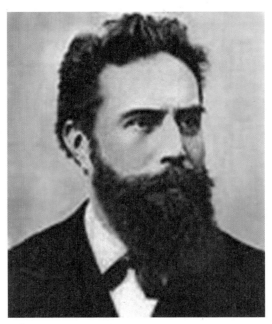

X 线的发现者：伦琴

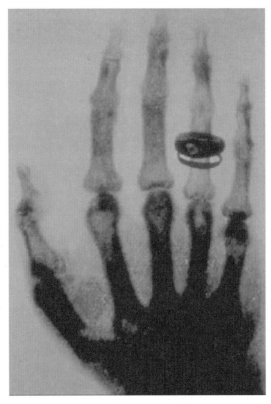

世界上第一张 X 线影像

第二节　X 线的早期应用

　　X 线的早期应用并不是发生在医学领域，而是被当做一种娱乐方式来消遣，因为它可以看到人的内部，人们被这项科学突破深深吸引。1896 年纽约全国电器博览会上，数以百计的人排成长队迫不及待地去观察这种特殊的"光"。在伦琴发现 X 线后的几个月内，人们利用公众对这种新技术的浓厚兴趣，经营"伦琴摄影术"，类似的工作间如雨后春笋般地不断涌现。

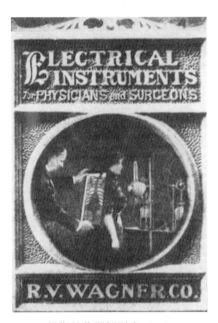

早期的伦琴摄影术（一）

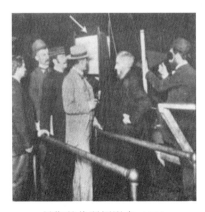

早期的伦琴摄影术（二）

1896 年，美国物理教授 Edwin B. Frost（埃德温·弗罗斯特），制造出第一台医用 X 线设备，证实腕部骨折的试验，是最早放射学的医学实践。

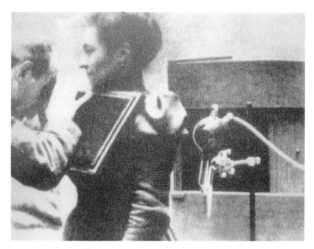

早期的医用 X 线摄影

第三节　放射学的产生

今天的放射技术工作者都接受过专业的教育，他们在医学队伍中扮演着极其重要的角色。然而，他们的前辈却有着许多不同的工作背景，摄影师、工程师、化学家、物理学家，甚至工人，许多 X 线设备的操作者尽管缺乏解剖和病理知识，仍试图通过解释 X 线照片来开始行医生涯。一门新生的学科——放射医学雏形初现。

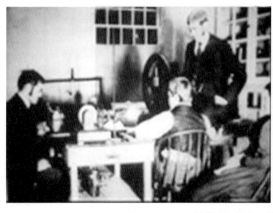 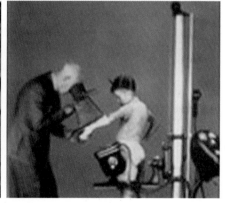

早期的医用 X 线摄影

20 世纪初，X 线摄影技术在医用领域获得了快速的发展，大部分医用 X 线设备由固定的医生来操作，并负责解释 X 线图片，他们就是早期的放射诊断医师。医院的接待员、秘书或其他人员也被吸收进来接管静电机，为患者摆位，摇镜头等，他们就是最早的 X 放射技术工作者。X 线诊断学和与之相对应的 X 线检查技术学从此建立。放射学专业就此诞生。

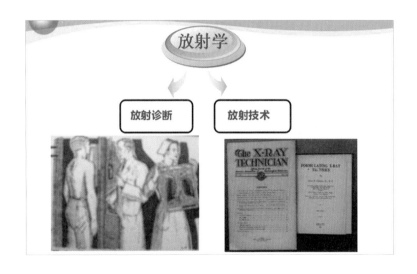

第四节　放射假的由来

由于 X 线从发现到转化利用的速度实在是太快，人们还没有太多的时间来认识这种神奇的射线，所以早期的运用出现了许多的误区。大多数只需要微量曝光的病人，却被给予了较长时间的曝光。伦琴给他太太拍手就用了 15 分钟，这在现在是不可想象的。长时间的曝光有时会导致病人皮肤烧伤。在早期进行 X 线研究的先驱中，死亡损失较高，还有人被这种"新射线"严重致残。

直至一个人的出现，改变了这种状态，这个人就是美国人爱迪生。1896 年，爱迪生是最早接触此项发明的人之一。他将自己的精力和时间投入到 X 线的商业开发中。他用钨酸钙制出了接收 X 线的荧光屏，开始叫做"电影放映机"。由于经常接受 X 线的照射，爱迪生发现他的身体出现了异样，比如他长时间接受 X 线照射后会感到晕眩，随着时间推移，他自己头发减少了。爱迪生是世界上第一个怀疑长时间接受 X 线照射会导致生物效应的人。这距离伦琴发现 X 线仅仅 5 个月。后来通过研究我们知道，X 线有许多特性，其电离效应和生物效应对人体有害。1929 年，在美国放射技术协会的年会上，列出了以下几条建议，适用于在 X 线和镭环境中工作的人：每天工作不超过 7 小时；每周工作不超过 5 天，同时要到户外接触新鲜空气；每年至少有一个月的假期。这就是我们放射假和放射补贴的由来。

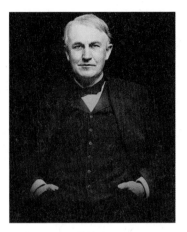

爱迪生

第五节　现代医学影像技术

近 30 年来，由于微电子学与电子计算机的发展以及分子医学的发展，致使影像诊断设备不断改进，检查技术也不断创新。影像诊断已从单一的形态成像诊断发展为形态成像、功能成像和代谢成像并用的综合诊断。继 CT 与 MRI 之后，又有脑磁源图（MSI）应用于临床，分子影像学也在研究中。影像诊断学的发展还具有很大潜力。现在数字成像已由 CT 与 MRI 等扩展到 X 线成像，使传统的模拟 X 线成像也发展成为数字成像。数字成像改变了图像的显示和存储方式，图像解读也由只用照片观察过渡到兼用屏幕观察，再到计算机辅助检测（CAD）。影像诊断也使用计算机辅助诊断（CAD），以减轻图像过多、解读费时的压力。图像的保存、传输与利用，由于有了图像存档与传输系统（picture archiving and communication system，PACS）而发生巨大变化，并使远程放射学成为现实，极大地方便了影像会诊工作。由于图像数字化、网络和 PACS 的应用，影像科将逐步成为数字化学科。

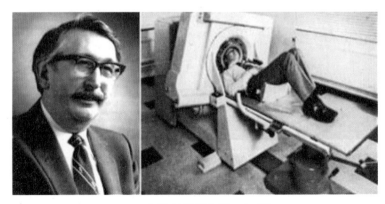

Hounsfield 与世界上第一台 CT

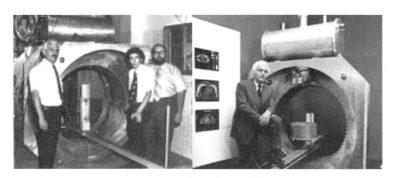

Raymond Damadian 与第一台 MRI 装置（1977）

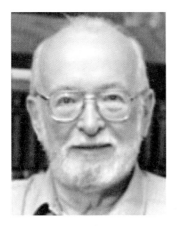

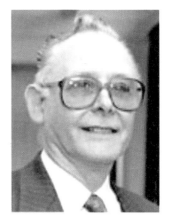

Lauterbur

Mansfied

2003 年诺贝尔生理学或医学奖获得者

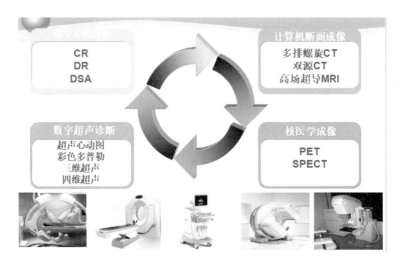

主要成像设备

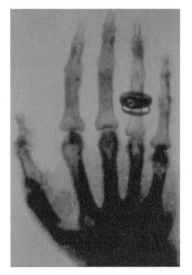
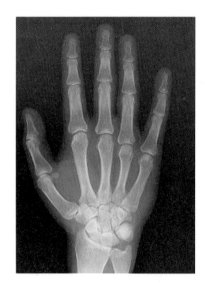

X 线成像对比

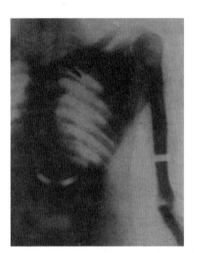
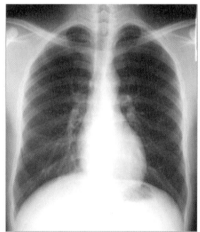

X 线成像对比

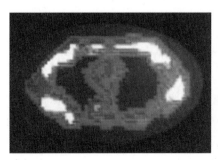
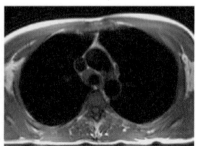

CT 成像对比

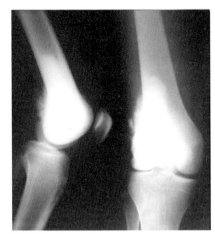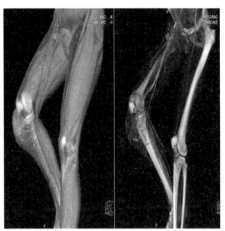

不同成像技术影像对比

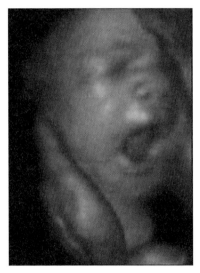

超声成像

第六节　中国影像技术发展

　　中国的放射技术从 1897 年引进第一台 X 光机开始孕育，到 20 世纪 20 年代有了一定发展。由于早期的放射诊断和放射技术并没有划分得十分清楚，检查和诊断基本是由一个人来完成。这种情况现在还大量存在，所以早期的影像学专家们既是诊断的高手，又在检查技术上不断革新。经过影像人百余年的不断求索，涌现出了许多世界级的影像学大师，说起中国的影像学，不得不提下面这几个人的名字。

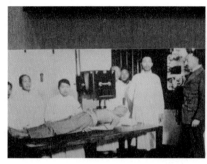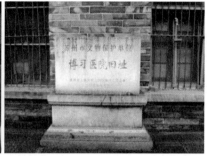

光绪二十二年（1897 年）苏州博习医院从美国引进了中国第一台 X 线机

谢志光：中国放射学的创建人、奠基者，他毕业于湖南长沙湘雅医学专门学校，分别在北京和广州从事过放射工作，他是髋关节谢氏位的提出者。1937 年，他担任中华放射学会的首任会长。

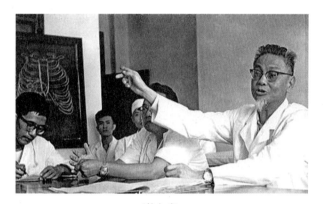

谢志光

刘玉清：中国心血管放射影像学主要创建人，协和影像中心主任，中国工程院院士。

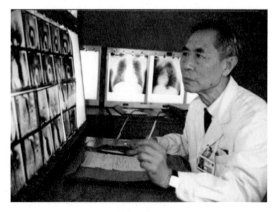

刘玉清

第七节　医学影像技术的发展趋势

现代医学影像技术的应用与发展，印证了 100 多年来医学、生物、物理、电子工程、计算机和网络通信技术的诞生与沿革。数字医学影像新技术、新设备对医学影像诊断和数字影像治疗带来许多根本性的改变。医院里有哪些医学影像设备和是否开展数字影像介入治疗，在很大程度上可以代表这家医院的现代化检查治疗的条件与诊治水平。目前，现代医学技术的提升和现代影像技术的发展相互融合、相互推动、相互依存的趋势已经成为共识。随着科学技术的进步，医学影像技术取得长足的发展。而且在医疗领域中的地位将更为重要。

宇宙之万物，无不由分子组成，而组成分子的原子，则是由原子核和围绕原子核旋转的电子组成。人们通过对分子、原子的研究，终于在 1895 年由伦琴发现了 X 线，这是 20 世纪医学诊断学上最伟大的发现。X 线透视和摄影技术作为最早的医学影像技术，直到今天还是使用最普遍且有相当大的临床诊断价值的一种医学诊断方法。

医学影像技术主要是应用工（程）学的概念及方法，并基于工（程）学原理发展起来的一种技术手段（包括原理、方法、装置及程序），其实医学影像技术还是医学物理的重要组成部分，它是用物理学的概念和方法及物理学原理发展起来的先进技术手段。医学影像信息包括传统 X 线、CT、MRI、超声、同位素、电子内窥镜和手术摄影等影像信息。它们是窥测人体内部各组织、脏器的形态、功能，以及诊断疾病的重要方法。随着医疗卫生事业的发展，以胶片为主要方式的显示、存储、传递 X 线摄像技术已不能满足临床诊断和治疗发展的需求，医疗设备的数字化需求日益强烈，全数字化放射学、图像导引和远程放射医学将是放射医学影像发展的必然趋势。

一、传统摄影技术在摸索中进行

（一）计算机 X 线摄影

X 线摄影是发展最早的图像技术，它在医学上的应用，使医生得以观察到人体内部结构，这为医生进行疾病诊断提供了重要的信息。在 1895 年后的几十年中，X 射线摄影技术有不少的发展，包括使用影像增强管、增感屏、旋转阳极 X 射线管及断层摄影等。但是，由于这种常规 X 射线成像技术是将三维人体结构显示在二维平面上，加之其对软组织的诊断能力差，使整个成像系统的性能受到限制。时至今日，各种专用 X 射线机不断出现，X 光电视设备正在逐步代替常规的 X 射线透视设备，它既减轻了医务人员的劳动强度，降低了病人的 X 线剂量，又为数字图像处理技术的应用创造了条件。随着计算机的发展数字成像技术越来越广泛地代替传统的屏片摄影现阶段，用于数字摄影的探测系统主要有以下几种：（1）存储荧光体增感屏（计算机 X 射线摄影系统，computer radiography，CR）；（2）硒鼓探测器；（3）以电荷耦合技术（charge Coupled Derices，CCD）为基础的探测器；（4）平板探测器（flat panel detector），分为直接转换（非晶体硒）及非直接转换（闪烁晶体）。这些系统实现了自动化、遥控化和明室化，减少了操作者的辐射损伤。

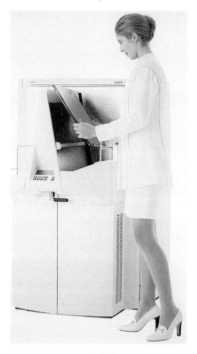

CR 成像

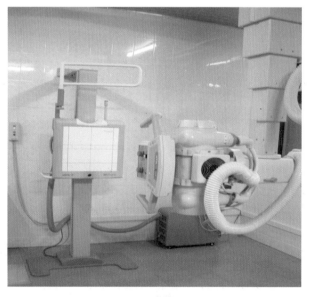

DR 成像

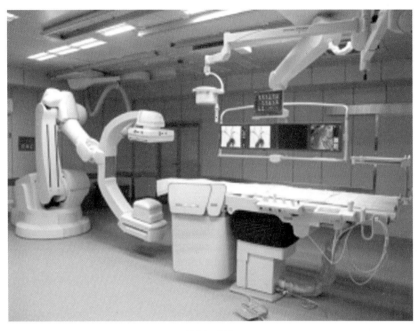

DSA 成像

（二）X-CT

CT 的问世被公认为是伦琴发现 X 线以来的重大突破，因为它标志着医学影像设备与计算机相结合的里程碑。这种技术有两种模式，一种模式是所谓"先到断层成像"（FAT），另一种模式是"光子迁移成像"（PMI）。

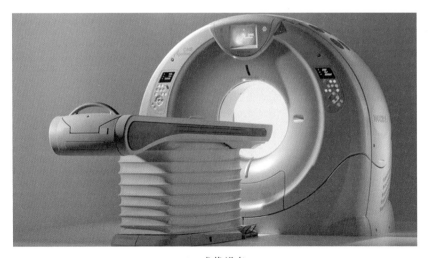

CT 成像设备

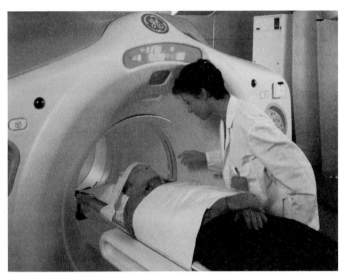

CT 检查技术

（三）磁共振成像

核磁共振成像，现称为磁共振成像。它无放射线损害，无骨性伪影，能多方面、多参数成像，有高度的软组织分辨能力，不需使用对比剂即可显示血管结构等独特的优点。

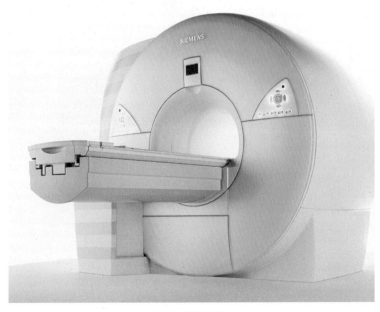

MRI 成像设备

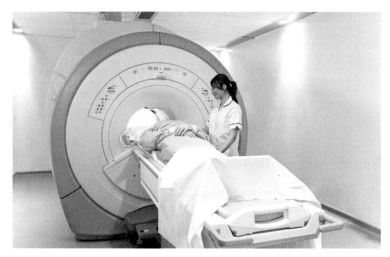

MRI 检查技术

二、成像的快捷阅读

由于成像方法的改进，除了在成像质量方面有明显提高外，图像数量也急剧增加。例如，随着多层 CT 的问世，每次 CT 检查的图像可多达千幅以上，无法想象用传统方法能读取这些图像中蕴含的动态信息。在显示器上进行的"软阅读"（软拷贝阅读）正在逐渐显示出其无可比拟的优越性。软拷贝阅读是指在工作站图像显示屏上观察影像，就 X 线摄影而言，这种阅读方式能充分利用数字影像大得多的动态范围，获取丰富的诊断信息。

三、PACS 的广阔发展空间

随着计算机和网络技术的飞速发展，现有医学影像设备延续了几十年的数据采集和成像方式，已经远远无法满足现代医学的发展和临床医生的需求，PACS 系统应运而生。PACS 系统是图像的存储、传输和通信系统，主要应用于医学影像图像和病人信息的实时采集、处理、存储、传输，并且可以与医院信息管理系统放射信息管理系统等系统相连，实现整个医院的无胶片化、无纸化和资源共享，还可以利用网络技术实现远程会诊，或国际间的信息交流。PACS 系统的产生，标志着网络影像学和无胶片时代的到来。完整的 PACS 系统应包含影像采集系统，数据的存储、管理系统，数据传输系统，影像的分析和处理系统。数据采集系统是整个 PACS 系统的核心，是决定系统质量的关键部分，可将各种不同成像系统生成的图像采入计算机网络。由于医学图像的数据量非常大，数据存储方法的选择至关重要。光盘塔、磁带库、磁盘陈列等都是目前较好的存储方法。数据传输主要用于院内的急救、会诊，还有可以通过互联网、微波等技术，以数据的远距离传输，实现远程诊断。影像的分析和处理系统是临床医生、放射科医生直接使用的工具，它的功能和质量的好坏，对于医生利用临床影像资源的效率起了决定作用。综上所述，PACS 技术可分为三个阶段：（1）用户查找数据库；（2）数据查找设备；（3）图像信息与文本信息主动寻找用户。

四、新型技术——分子影像

随着医学影像技术的飞速发展，在今天，已具有显微分辨能力，其可视范围已扩展至细胞、分子水平，从而改变了传统医学影像学只能显示解剖学及病理学改变的形态显像能力。由于与分子生物学等基础学科相互交叉融合，奠定了分子影像学的物质基础。美国哈佛大学 Weissleder 等人于 1999 年提出了分子影像学的概念，即应用影像学方法，对活体状态下的生物过程进行细胞和分子水平的定性和定量研究。

分子成像的出现，为新的医学影像时代的到来带来了曙光。基因表达、治疗则为彻底治愈某些疾病提供了可能，因此目前全世界都在致力于研究、开创分子影像与基因治疗，这就是 21 世纪的影像学。新的医学影像的观察要超出目前的解剖学、病理学概念，要深入到组织的分子、原子中去。其关键是借助神奇的探针，即分子探针。到目前为止，分子影像学的成像技术主要包括 MRI、核医学及光学成像技术。一些有识之士认为，由于诊治兼备的介入放射学已深入至分子生物学的层面，因此，分子影像学应包括分子水平的介入放射学研究。

五、学科的交叉结合

交叉学科、边缘学科是当今科学发展的趋势。影像技术学最邻近的学科应为影像诊断学。前者致力于解决信息的获取、存储、传输、管理及研发新的技术方法；后者则将信息与知识、经验相结合，着重于信息的内容，根据影像做出正常解剖结构的辨认及病变的诊断。医用影像诊断装备情况，已成为衡量医院现代化水平的标志。

第八节　医学影像的发展热点趋势

医疗保健事业在经济上的窘迫，使得 20 世纪 90 年代以来，新的影像技术并没有被大力推广，而是延续了传统影像技术。随着科技的发展，逐渐发展起一批有希望的影像技术，如磁共振谱（MRS）、正电子发射成像（PET）单光子发射成像（SPECT）、阻抗成像（EIT）和光学成像（OCT 或 NRI）。它们将很快成为大规模应用的影像技术，将为脑、肺、乳房及其他部位的成像提供新的信息。

一、磁源成像

人体体内细胞膜内外的离子运动可形成生物电流。这种生物电流可产生磁现象，检测心脏或脑的生物电流产生的磁场可以得到心磁图或脑磁图。这类磁现象可反映出电子活动发生的深度，携带有人体组织和器官的大量信息。

二、正电子成像和单光子发射成像

正电子成像（PET）和单光子发射成像（SPECT）是核医学的两种 CT 技术。由于它们都是接受病人体内发射的射线成像，故统称为发射型计算机断层成像（ECT）。ECT 依据核医学的放射性示踪原理进行体内诊断，要在人体中使用放射性核素。ECT 存在的主要问题是空间分辨率低。

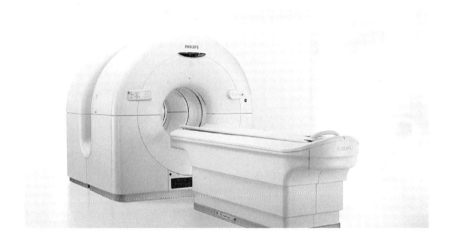

三、阻抗成像

阻抗成像（EIT）是通过对人体加电压，测量在电极间流动的电流，得到组织电导率变化的图像。其目的在于形成对体内某点阻抗的估计。这种技术的优点是，所采用的电流对人体是无害的，因而对成像对象无任何限制。这种技术的时间分辨率很好，因而可连续监测实际的应用，目前已有以视频帧速的医用 EIT 的实验样机。

四、光学成像（OTC 或 NIR）

光学成像已获得实质性发展，在最近几年内发展成为一种能真正用于临床的影像设备。它的优点是：光波长的辐射是非离子化的，因而对人体是无伤害的，可重复曝光；它们可区分那些在光波长下具有不同吸收与散射，但不能由其他技术识别的软组织；天然色团所特有的吸收特性，使得通过光学成像能够获得功能信息。光学成像正在开辟临床领域。

五、MRS

MRS是一种无创研究人体组织生理化的极有用的工具，它所得到的生化信息可与人体组织代谢相关联。目前MRS已有大量技术正在进行正式临床试用。

在20世纪，医学影像技术经历了从孕育、成长到发展的过程，它在防治人类疾病及延长平均寿命方面功不可没。在21世纪，医学影像将继续为人们的健康服务。

第二章 X 线 成 像

第一节 普通 X 线成像

一、X 线成像基本原理与设备

(一) X 线的产生和特性

1. X 线的产生

X 线是由高速行进的电子群撞击物质突然受阻时产生的。因此，它的产生必须具备 3 个条件：①自由运动的电子群；②电子群以高速运行；③电子群在高速运行时突然受阻。X 线的发生过程是：向 X 线管灯丝供电、加热，在阴极附近产生自由电子，在 X 线管两极加以高电压（40~150kV），则电子群以高速由阴极向阳极行进，轰击阳极靶面而发生能量转换，其中 1% 以下的能量转换为 X 线，99% 以上的能量转换为热能。X 线主要由 X 线管窗口发射，热能由散热设施散发。

2. X 线的特性

X 线属于电磁波，波长范围为 0. 0006~50nm。目前用于 X 线成像的波长为 0. 008~0. 031nm（相当于 40~150kV）。在电磁辐射谱中，波长居 Y 射线与紫外线之间，比可见光的波长短，肉眼看不见。

除以上一般物理特性外，X 线还具有以下几方面与 X 线成像和 X 线检查相关的特性：

穿透性（penetrability）：X 线波长极短，具有很强穿透力，能穿透一般可见光不能穿透的各种不同密度的物体，在穿透过程中，有一定程度的吸收，即衰减。X 线的穿透力与 X 线管电压密切相关，电压愈高，所产生的 X 线波长愈短，穿透力也愈强；反之，其穿透力愈弱。同时，X 线穿透力还与被照物体的密度和厚度相关。X 线的穿透性是 X 线成像的基础。

荧光效应（fluorescence effect）：X 线能激发荧光物质（如硫化锌镉及钨酸钙等），使波长极短的 X 线转换成波长更长的可见荧光，这种转换叫做荧光效应。X 线的荧光效应是进行透视检查的基础。

感光效应（photosensitivity，也称摄影效应）：涂有溴化银的胶片，经 X 线照射后，感

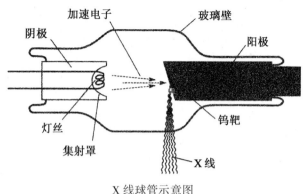

X 线球管示意图

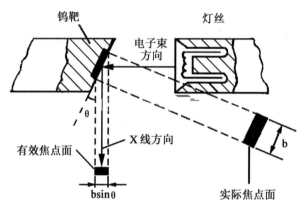

X 线产生示意图

光而产生潜影，经显影、定影处理，感光的溴化银中的银离子（Ag⁺）被还原成金属银（Ag），并沉积于胶片的胶膜内。此金属银的微粒，在胶片上呈黑色。而未感光的溴化银在定影及冲洗过程中，从 X 线胶片上被洗掉，因而显出胶片片基的透明本色。依金属银沉积的多少，便产生了从黑至白不同灰度的影像。所以，感光效应是 X 线摄影的基础。

电离效应（ionizing effect）：X 线通过任何物质而被吸收时，都将产生电离效应，使组成物质的分子分解成正负离子。空气的电离程度与空气所吸收 X 线的量成正比，因而通过测量空气电离的程度可测 X 线的量。X 线射入人体，也产生电离效应，可引起生物学方面的改变，即生物效应，这是放射治疗的基础，也是进行 X 线检查时需要注意防护的原因。

（二）X 线设备

X 线机类型多种多样，基本结构包括 X 线管、变压器及操作台三部分。

X 线管为一高真空的二极管，杯状的阴极内装有灯丝，阳极由呈斜面的钨或钼靶和附属散热装置组成。变压器包括降压变压器和升压变压器，控制台主要为调节电压、电流和曝光时间而设置的电压表、电流表、计时器和调节旋钮等。X 线球管、变压器和控制台之间以电缆相连。

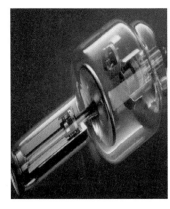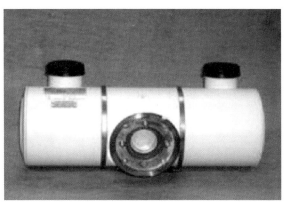

X 线管示意图及样本展示

影像增强电视系统（IITV）已成为 X 线机主要部件之一。为了保证 X 线摄影质量，X 线机在摄影技术参数的选择、摄影位置的校正方面，多已计算机化、数字化、自动化。为适应影像检查的需要，除通用型 X 线机外，还有适用于心血管、胃肠道、泌尿系统、乳腺及介入技术、儿科、手术室等专用的 X 线机。

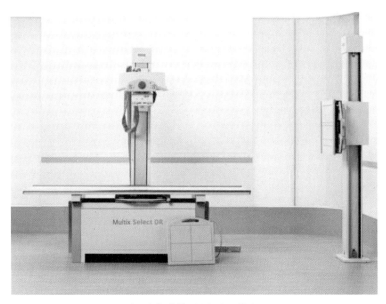

新型多功能通用型 X 线机

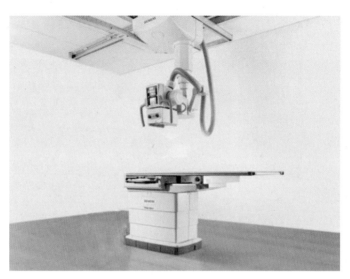

新型多功能通用型 X 线机

（三）X 线成像基本原理

X 线之所以能使人体组织结构在荧光屏上或胶片上形成影像，一方面是基于 X 线的穿透性、荧光效应和感光效应；另一方面是基于人体组织结构之间有密度和厚度的差别。由于存在这种差别，当 X 线透过人体不同组织结构时，被吸收的程度不同，所以到达荧光屏或胶片上的 X 线量就有差异，这样，在荧光屏或 X 线片上就形成黑白对比不同的影像。

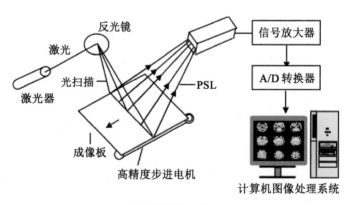

成像板流程示意图

因此，X 线图像的形成，基于以下三个基本条件：第一，X 线具有一定的穿透力，能穿透人体的组织结构；第二，被穿透的组织结构，必须存在着密度和厚度的差异，X 线在穿透过程中被吸收的量不同，以致剩余的 X 线量有差别；第三，这个有差别的剩余 X 线，仍是不可见的，还必须经过显像这一过程。

人体组织结构根据密度不同可归纳为三类：

高密度：骨组织和钙化灶等；

中等密度：软骨、肌肉、神经、实质器官、结缔组织以及体液等；

低密度：脂肪组织以及有气体存在的呼吸道、胃肠道、鼻窦和乳突气房等。

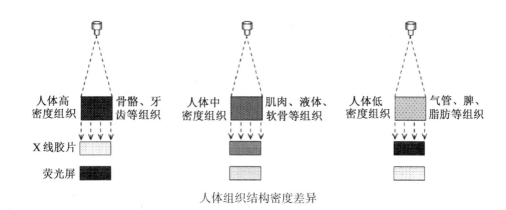

人体组织结构密度差异

当强度均匀的 X 线穿透厚度相等、密度不同的组织结构时，由于吸收程度不同，而出现在 X 线片上（或荧光屏上）显出具有黑白（或明暗）对比、层次差异的 X 线图像。病变可使人体组织密度发生改变。例如，肺结核可在低密度的肺组织内产生中等密度的纤维化改变和高密度的钙化影，在胸片上，于肺的黑影的背景上出现代表病变的灰影和白影。因此，组织密度不同的病变可产生相应的病理 X 线影像。

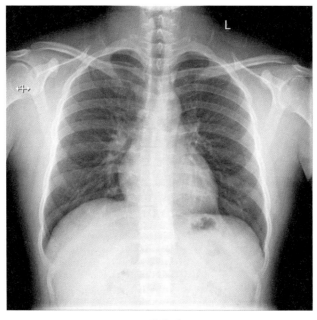

正常胸片

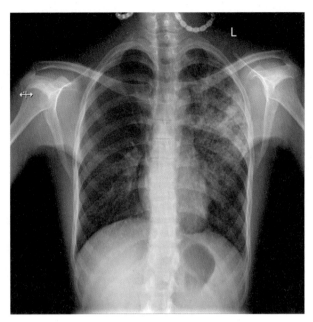

肺结核

人体组织结构和器官形态不同，厚度也不一样。厚的部分，吸收 X 线多，透过的 X 线少，薄的部分则相反，于是在 X 线片和荧光屏上显示出黑白对比和明暗差别的影像。所以，X 线成像与组织结构和器官厚度也有关。

由此可见，组织结构和器官的密度和厚度的差别，是产生影像对比的基础，是 X 线成像的基本条件。

二、X 线图像特点

（一） X 线图像为直接模拟灰度图像

X 线图像是由从黑到白不同灰度的影像所组成。这些不同灰度的影像以光学密度反映人体组织结构的解剖及病理状态。

（二） X 线图像是影像重叠图像

人体组织结构的密度与 X 线图像上影像的密度是两个不同的概念。前者是指人体组织中单位体积内物质的质量，而后者则是指 X 线图像上所显示影像的黑白。物质的密度与其本身的比重成正比，物质的密度高，比重大，吸收的 X 线量多，影像在图像上呈白影；反之，物质的密度低，比重小，吸收的 X 线量少，影像在图像上呈黑影。因此，图像上的白影与黑影，虽然也与物体的厚度有关，但主要是反映物质密度的高低。在实践中，通常用密度的高与低表述影像的白与黑。例如，用高密度、中等密度和低密度分别表述白影、灰影和黑影，并表示物质密度的高低。当人体组织密度发生改变时，则用密度增高或密度减低来表述影像的白影与黑影。

(三) X 线图像具有放大和失真

X 线图像是 X 线束穿透某一部位的不同密度和厚度组织结构后的投影总和，是该穿透路径上各个结构影像相互叠加在一起的影像。例如，后前位 X 线投影中，既有前部，又有中部和后部的组织结构。X 线束是从 X 线管向人体作锥形投射的，因此，X 线影像有一定程度的放大和使被照体原来的形状失真，并产生伴影，伴影使 X 线影像的清晰度降低。

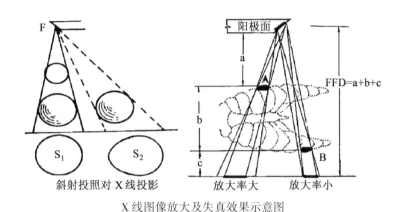

X 线图像放大及失真效果示意图

第二节 数字 X 线成像

普通 X 线成像，其摄影是模拟成像，是以胶片为介质，对图像信息进行采集、显示、存储和传送。X 线摄影的缺点是：摄影技术条件要求严格，曝光宽容度小；照片上影像的灰度固定不可调节；图像不可能十分清晰显示各种密度不同的组织与结构，密度分辨力低；在照片的利用与管理上也有诸多不便。为此，将普通 X 线成像改变为数字 X 线成像 (digital radiography，DR) 非常必要。

一、数字 X 线成像基本原理与设备

数字 X 线成像是将普通 X 线摄影装置或透视装置与计算机相结合，使 X 线信息由模拟信息转换为数字信息，得到数字图像的成像技术。数字 X 线成像依其结构上的差别可分为计算机 X 线成像 (computed radiography，CR)、数字 X 线荧光成像 (DF) 和平板探测器数字 X 线成像 (DR)。

(一) CR

CR 是以影像板 (IP) 代替 X 线胶片作为介质。IP 板上的影像信息要经过读取、图像

处理和显示等步骤，才能显示出数字图像。

透过人体的 X 线，使 IP 感光，在 IP 上形成潜影。用激光扫描系统读取，经光电倍增管转换成电信号，再由模拟/数字转换器转换成数字影像信息。数字影像信息经图像处理系统处理，可在一定范围内调节图像。

数字信息经数字/模拟转换器转换，于荧屏上显示出人眼可见的灰阶图像，还可打印在胶片上或用磁带、磁盘和光盘等保存。

CR 的设备，除 X 线机外，主要由 IP 板、图像读取、图像处理、图像记录、存储和显示装置及控制和登记用的计算机等组成。

CR 与普通 X 线成像比较，重要的改进是实现了数字 X 线成像。其优点是提高了图像密度分辨力与显示能力；完善了图像后处理功能，增加了信息的显示功能；降低了 X 线曝光量；曝光宽容度加大；既可摄成照片，还可用磁盘或光盘存储；还可将数字信息转入PACS 中。但是 CR 成像速度慢，整个过程所需时间以分计；无透视功能；图像质量仍不够满意。综上可见 CR 发展前景不乐观，将由平板探测器数字 X 线成像所代替。

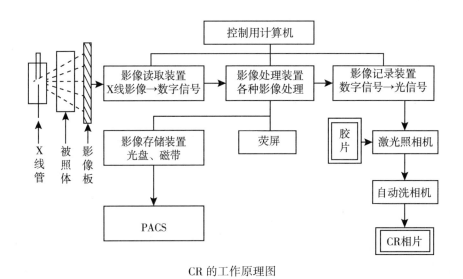

CR 的工作原理图

（二）DF

DF 是用 IITV 代替 X 线胶片或 CR 的 IP 板作为介质。影像增强电视系统荧屏上的图像用高分辨力摄像管行序列扫描，把所得连续视频信号转为间断的各自独立的信息，形成像素，复经模拟/数字转换器将每个像素转成数字，并按序列排成数字矩阵。这样，IITV 上的图像就被像素化和数字化了。DF 具有透视功能，最早应用于 DSA 和 DR 胃肠机。DF 与CR 都是将模拟的 X 线信息转换成数字信息，但采集方式不同，CR 用 IP 板，DF 用 IITV，它们在图像显示、存储及后处理方面基本相同。DF 与 CR 都是先将 X 线转换成可见光，再转成电信号，由于要经过摄像管或激光扫描转换成可见光，再行光电转换的过程，信号损失较多。所以图像不如平板探测器数字 X 线成像那样清晰。为了区别，将 CR 及 DF 称为间接数字 X 线成像，而将平板探测器数字 X 线成像称为直接数字 X 线成像。

（三）DR

DR 用平板探测器将 X 线信息转换成电信号，再行数字化，整个转换过程都在平板探测器内完成。不像 DF 或 CR，没有经过摄像管或激光扫描的过程，所以 X 线信息损失少，噪声小，图像质量好。DR 成像时间短，可用于透视和实行时间减影的 DSA，扩大了 X 线检查的范围。

可用于实际的平板探测器中的一种为无定型硅碘化铯平板探测器，是在玻璃基底上固定有低噪声的半导体材料制成的无定型硅阵列部件，其表面覆有针状碘化铯闪烁晶体。在平板探测器内，X 线信号转换成的光信号经硅阵列及光电电路转换成电信号，再转换成数字信号。

另一种平板探测器是在无定型硅表面覆以光电导体的硒层，使 X 线信号直接转换为电信号。但其转换率不高，硅材料不够稳定，不能行快速采集。此外，还有直线阵列氙微电离室组成探测器作为介质的。平板探测器数字 X 线成像图像质量好、成像快，其发展前景好。

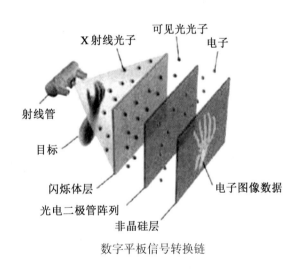

数字平板信号转换链

（四）DR 的临床应用

CR、DF 与 DR 都是数字 X 线成像，都有数字成像的共同优点，与普通 X 线成像比较，有明显的优势。

数字图像与普通 X 线图像都是所摄部位总体的叠加影像，普通 X 线能摄照的部位也都可行数字成像，对图像的解读与诊断也与传统的 X 线图像相同，只不过数字图像是由一定数目（比如 1024×1024）的像素所组成，而普通 X 线图像则是由银颗粒所组成。数字成像对骨结构及软组织的显示优于普通 X 线成像，还可行矿物盐含量的定量分析。对肺结节性病变的检出率也高于普通 X 线成像。数字胃肠双对比造影在显示胃小区、微小病变及肠黏膜皱襞方面也优于普通的 X 线造影。

　　从图像质量、成像速度、摄照条件的宽容度和照射剂量等方面对 CR、DF 及 DR 进行比较，结论是：CR 图像质量差，成像时间长，工作效率低，不能作透视；DF 成像时间短，可行透视，多用于血管造影、DSA 和胃肠造影，其缺点是 DF 设备不能与普通的 X 线装置兼容；而 DR 则有明显的优势，但目前价格较为昂贵。

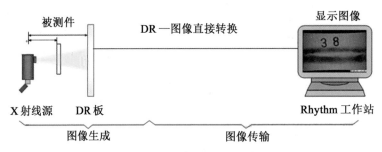

X 射线数字成像 DR 原理示意图

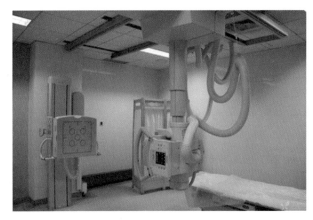

DR 设备

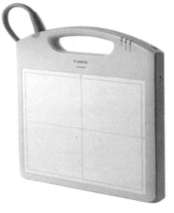

探测板

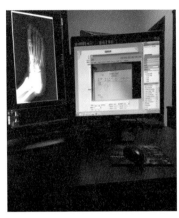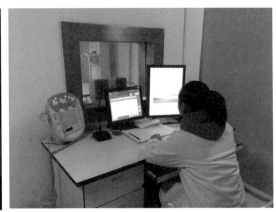

工作站

二、数字减影血管造影

血管造影是将水溶性碘对比剂注入血管内，使血管显影的 X 线检查方法，由于存在血管与骨骼及软组织重叠而影响血管的显示。数字减影血管造影（digital subtraction angiography，DSA）是利用计算机处理数字影像信息，消除骨骼和软组织影像，使血管显影清晰的成像技术。在血管造影中其应用已很普遍。

（一）DSA 成像基本原理与设备

数字成像是 DSA 成像的基础。数字减影的方法有几种，常用的是时间减影法，介绍如下。

经导管向血管内团注水溶性碘对比剂，在对比剂到达其感兴趣血管之前和血管内出现对比剂、对比剂浓度处于高峰和对比剂被廓清这段时间内，使检查部位连续成像。在这系列图像中，取一帧血管内不含对比剂的图像作为蒙片，另取一帧含有对比剂的图像（这两帧图像称为减影对），用这两帧图像的数字矩阵，经计算机行数字减影处理，使骨骼及软组织的数字相互抵消。这样，经计算机行减影处理的数字矩阵再经数字/模拟转换器转换为图像，则骨骼及软组织影像被消除掉，只留有清晰的血管影像，达到减影目的。此种减影图像因在不同时间所得，故称时间减影对。血管内不含对比剂的图像作为蒙片，可同任一帧含对比剂的图像作为减影片，进行减影处理，于是可得到不同期相的 DSA 图像。时间减影法所用的各帧图像是在造影过程中所得，任何运动均可使图像不尽一致，造成减影对的图像不能精确重合，即配准不良，致使血管影像不够清晰。

DSA 设备主要是数字成像系统，采用 DF，先进设备则用平板探测器代替 IITV。显示矩阵为 1024×1024。行三维信息采集以实现三维图像显示，明显提高了 DSA 的显示功能。

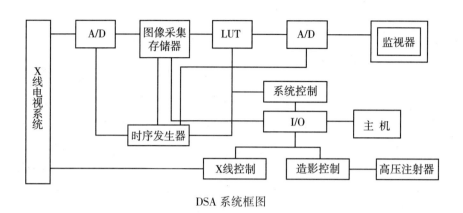

DSA 系统框图

(二) DSA 检查技术

根据将对比剂注入动脉或静脉，DSA 检查可分为动脉 DSA (IADSA) 和静脉 DSA (IVDSA)。由于 IADSA 血管成像清楚，对比剂用量少，所以现在都用 IADSA。

动脉 DSA 的操作是：将导管插入动脉后，向导管内注入肝素以防止导管凝血。将导管尖插入感兴趣动脉开口。导管尾端接压力注射器，团注对比剂。注入对比剂前，将影屏对准检查部位。于造影前及整个造影过程中，根据需要以每秒 1 帧或更多的帧频，摄照 7~10 秒。经操作台处理即可得 IADSA 图像。

(三) DSA 的临床应用

DSA 由于没有骨骼与软组织影的重叠，使血管及其病变显示更为清楚，已代替了一般的血管造影。用选择性或超选择性插管，可很好显示小血管及小病变，可实现观察血流的动态图像，故已成为功能检查的手段。DSA 可用较低浓度的对比剂，用量也可减少。

DSA 适用于心脏大血管的检查。对心内解剖结构异常、主动脉夹层、主动脉瘤、主动脉缩窄和分支狭窄以及主动脉发育异常等显示清楚。DSA 对冠状动脉也是最好的显示方法。显示颈段和颅内动脉清楚，用于诊断颈段动脉狭窄或闭塞、颅内动脉瘤、动脉闭塞和血管发育异常，以及颅内肿瘤供血动脉的观察等。对腹主动脉及其分支以及肢体大血管的检查，DSA 也同样有效。

DSA 设备与技术已相当成熟，已实现快速三维旋转实时成像，实时的减影功能，可动态地从不同方位对血管及其病变进行形态和血流动力学的观察。对介入技术，特别是血管内介入技术，DSA 更是不可缺少。

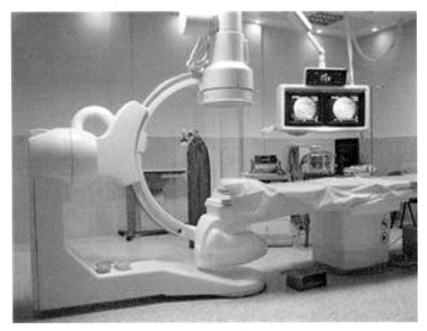

DSA 设备

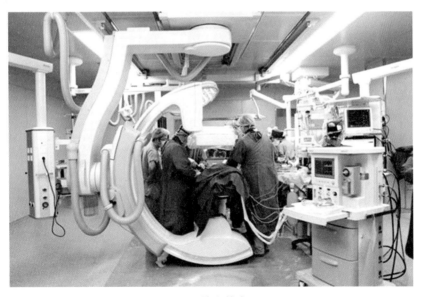

DSA 检查技术

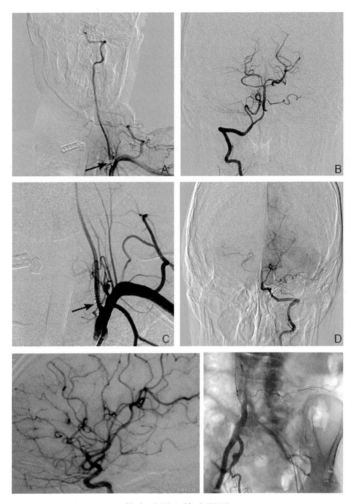

数字减影血管造影图

第三节 X 线检查技术

人体组织结构的密度是不同的，这种组织结构密度上的差别，是产生 X 线影像对比的基础，称为自然对比。对于缺乏自然对比的组织或器官，可人为引入一定量的在密度上高于或低于它的物质，使之产生对比，这一过程称为人工对比。自然对比和人工对比是 X 线检查的基础。X 线检查方法分为普通检查、特殊检查和造影检查三类。

一、普通检查

普通检查包括荧光透视（fluoroscopy，简称透视）和 X 线摄影，透视现已少用，主要应用于胃肠道造影检查。

（一）荧光透视

采用影像增强电视系统，影像亮度强，效果好。透视时可转动患者体位，改变方向进行多轴位观察；可了解器官的动态功能，如心、大血管搏动、膈肌运动及胃肠蠕动等；操作方便；费用低；可立即得出诊断结论。现多用于胃肠道钡剂检查，但透视的影像对比度及清晰度较差，难以观察密度差别小的病变以及密度与厚度较大的部位，例如头颅、脊柱、骨盆等。缺乏客观记录也是其缺点之一。

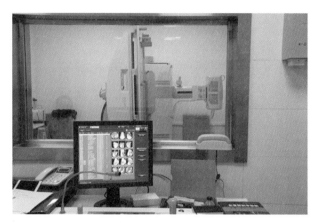

X线机控制台

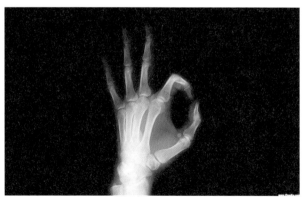

手部X线影像

（二）X线摄影

X线摄影（radiography）对比度及清晰度均较好；能使密度高、厚度较大的部位或密度差别较小的病变显影。常需作两个方位摄影（例如正位及侧位），才能确定病变的部位。

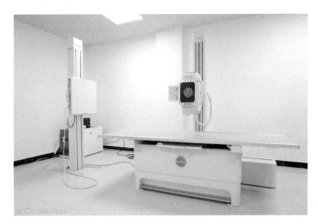

X 线机

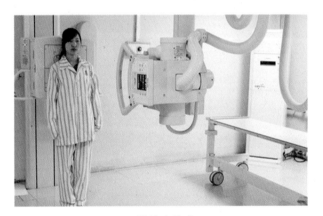

X 线检查技术

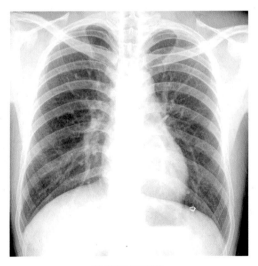

胸部 X 线图像

二、特殊检查

特殊检查有软射线摄影、体层摄影、放大摄影和荧光摄影等。自 CT 等现代成像技术应用以来，只有软射线摄影还在应用。

软射线摄影采用能发射软 X 线，即波长较长（平均波长为 0.07nm）的钼靶 X 线球管，常用电压为 22~35kV，用于检查软组织，主要是检查女性乳腺。为了提高图像分辨力，以便查出微小癌，软线摄影装备及技术有很多改进，包括乳腺钼靶体层摄影、数字乳腺摄影、乳腺数字减影血管造影，并开展立体定位和立体定位针刺活检等。

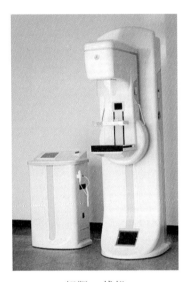

钼靶 X 线机

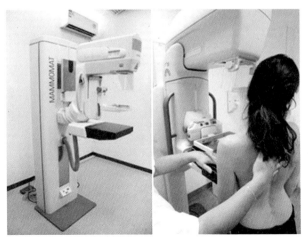

乳腺 X 线检查技术

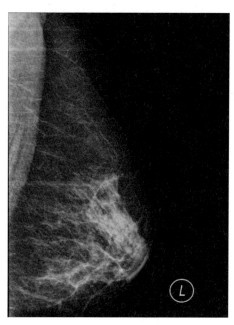

乳腺 X 线图像

三、造影检查

对缺乏自然对比的组织结构或器官，可将密度高于或低于该结构或器官的物质引入器官内或其周围间隙，使之产生对比以显影，此即造影检查（contrast examination）。引入的物质称为对比剂，也称造影剂。造影检查的应用，扩大了 X 线检查的范围。

（一）对比剂

将对比剂分为高密度和低密度对比剂两类。高密度对比剂有钡剂和碘剂。低密度对比剂为气体，目前已很少用。

钡剂为医用硫酸钡粉末，加水和胶配成不同浓度的钡水混悬液。主要用于食管及胃肠造影。

碘剂分有机碘和无机碘两类，后者基本不用。

将有机水溶性碘剂直接注入动脉或静脉可显示血管，用于血管造影和血管内介入技术，经肾排出，可显示肾盂及尿路，还可作 CT 增强检查等。

水溶性碘剂分两型：①离子型，如泛影葡胺；②非离子型，如碘苯六醇、碘普罗胺和碘必乐等。离子型对比剂具有高渗性，可引起毒副反应。非离子型对比剂，具有相对低渗性、低黏度、低毒性等优点，减少了毒副反应，适用于血管造影及 CT 增强扫描等。

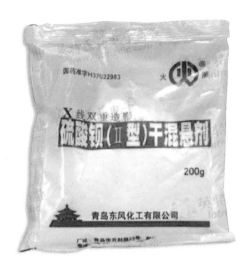

硫酸钡

（二）造影方法

（1）直接引入法。包括：口服法，如食管及胃肠钡餐造影；灌注法，如钡剂灌肠造影、逆行尿路造影及子宫输卵管造影等；穿刺注入或经导管直接注入器官或组织内，如心血管造影和脊髓造影等。

（2）间接引入法。如经静脉注入后，对比剂经肾排入泌尿道内，而行静脉肾盂造影。

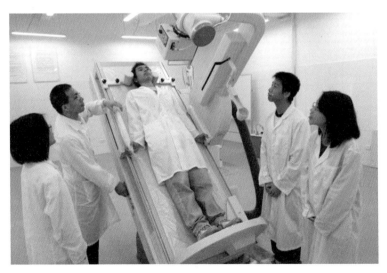

造影检查技术

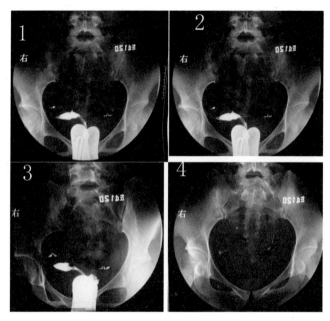

子宫碘油造影图像

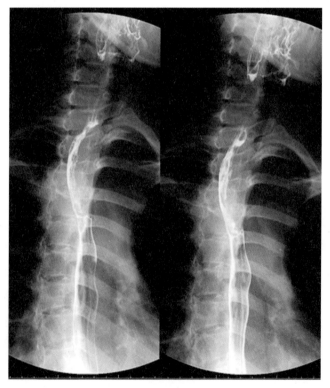

食管吞钡造影图像

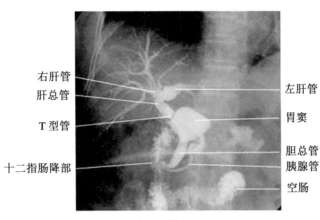

右肝管
肝总管
T型管
十二指肠降部

左肝管
胃窦
胆总管
胰腺管
空肠

胆管造影图像

四、检查前准备及造影反应的处理

各种造影检查都有相应的检查前准备和注意事项，必须认真准备，以保证检查满意和患者的安全。应备好抢救药品和器械，以备急用。

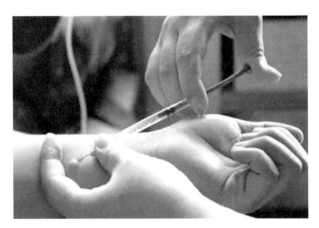

过敏试验

在对比剂中，钡剂较安全。造影反应中，以碘剂过敏较为常见，偶尔较严重。使用碘对比剂时，要注意：①了解患者有无用碘剂禁忌证，如严重心、肾疾病及甲亢和过敏体质等。②做好解释工作，争取患者合作。③碘剂过敏试验，如阳性，不宜造影检查。但应指出，过敏试验阴性者也可发生反应。因此，应有抢救过敏反应的准备与能力。④严重反应，包括周围循环衰竭和心脏停搏、惊厥、喉水肿和哮喘发作等，应立即终止造影，并进行抗休克、抗过敏和对症治疗。呼吸困难应给氧，周围循环衰竭应注射去甲肾上腺素，心脏停搏则需立即进行体外心脏按摩。

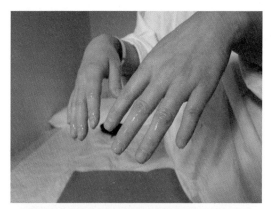

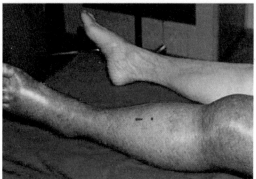

过敏表现

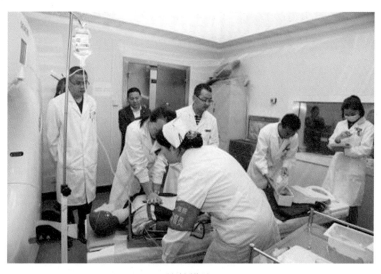

抢救措施

五、X线检查方法的选用原则

X线检查方法的选用，应在了解各种X线检查方法的适应证、禁忌证和优缺点的基础上，根据临床初步诊断和诊断需要来决定。应当选择安全、简便而又经济的方法。因此，应首先用普通检查，再考虑造影检查。但也非绝对，例如胃肠检查，首先就要选用钡剂造影。有时需要使用两三种检查方法。对于可能发生反应和有一定危险的检查方法，选择时更应严格掌握适应证，不可滥用，以免给患者带来损失。

六、X线检查中的防护

X线检查应用很广，因此，应该重视X线检查中患者和工作人员的防护问题。

X线照射人体将产生一定的生物效应。若接触的X线量超过允许辐射量，就可能产生放射反应，甚至放射损害。但是，如X线量在允许范围内，则少有影响。因此，不应对X线检查产生疑虑或恐惧，而应重视防护，如控制X线检查中的辐射量，并采取有效的防护措施，合理使用X线检查，避免不必要的X线辐射，以保护患者和工作人员的健康。

随着X线设备的改进，高千伏技术、影像增强技术、高速增感屏和快速X线感光胶片的使用，X线辐射量已显著减少，放射损害的可能性也越来越小。但是仍应加以注意，尤其应重视对孕妇、小儿患者和长期接触射线的工作人员，特别是介入放射学工作者的防护。

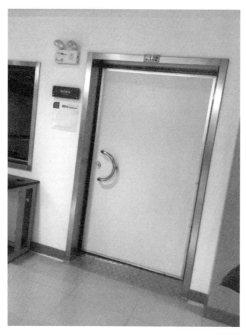

防护铅门

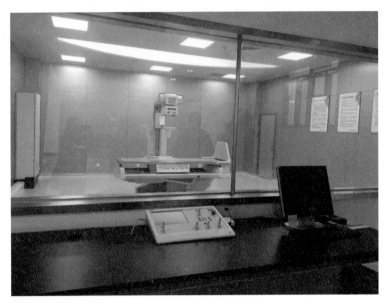

防护铅玻璃

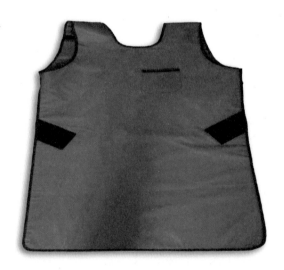

防护铅衣

七、放射防护的方法和措施

(一) 技术方面

可以采取屏蔽防护和距离防护方法。前者使用铅或含铅的物质，作为屏障，以吸收掉不必要的X线，如通常采用的X线管壳、遮光筒和光圈、滤过板、荧屏后的铅玻璃、铅屏、铅橡皮围裙、铅橡皮手套以及墙壁等。后者利用X线量与距离平方成反比这一原理，通过增加X线源与人体间距离以减少辐射量，这是最简易有效的防护措施。

(二) 患者方面

应选择恰当的X线检查方法，每次检查的照射次数不宜过多，除诊治需要外，不宜在短期内做多次重复检查。在投照时，应当注意照射范围及照射条件。对照射野相邻的性腺，应用铅橡皮加以遮盖。

(三) 放射工作者

应遵照国家有关放射防护卫生标准的规定，制定必要的防护措施，正确进行X线检查的操作，认真执行保健条例，定期监测放射线工作者所接受的剂量。在行介入放射技术操作中，应避免不必要的X线透视与摄影，应采用数字减影血管造影设备、超声和CT等进行监视。

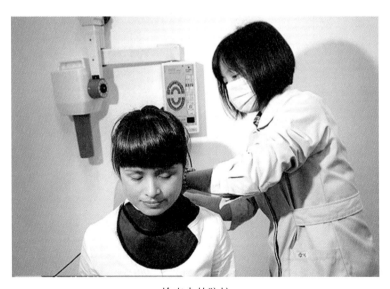

检查中的防护

第三章 计算机体层成像

CT（computed tomography）是近代快速发展的计算机技术和 X 线检查技术相结合的产物。1971 年，英国亨斯菲尔德（Hounsfield）研制成功第一台头部 CT 扫描机。1974 年，美国工程师 Ledcey 设计了全身 CT 扫描机。1975 年，第一台全身 CT 问世。目前，扫描机在设计和功能上有了很大的改进和发展，在临床上的应用也更加广泛。

第一节 基本概念

一、体素和像素

三维空间上被分割成的最小单位是体素（voxel），二维空间上的最小单位是像素（pixel）。CT 图像是人体某一部位有一定厚度的体层图像。我们将成像的体层分成按矩阵排列若干个小的基本单元，这些小单元即为体素，同样，一幅 CT 图像也是由若干个小的基本单元组成，这些小的单元即为像素。

二、CT 值

CT 值（CT value）是单位体积对 X 线的吸收系数，是表达组织密度的统一单位，单位为亨氏单位（Hounsfield unit，HU）。规定水的 CT 值为 0HU，CT 值最高的为骨皮质，为 1000HU，CT 值最低的为空气，为 −1000HU。人体的其他组织的 CT 值介于 −1000 ~ +1000HU 的 2000 个分度之间（表 3-1）。

表 3-1 　　　　　　　　　正常人体组织的 CT 值（单位：HU）

组织	平均 CT 值	组织	平均 CT 值
脑	25~45	肌肉	35~50
灰质	35~60	淋巴结	45+/−10
白质	25~38	脂肪	−80~−120
基底节	30~45	前列腺	30~75

续表

组织	平均 CT 值	组织	平均 CT 值
脑室	0~12	骨头	150~1000
肺	−500~−900	椎间盘	50~110
甲状腺	100+/−10	子宫	40~80
肝	40~70	精囊	30~75
脾	50~70	水	0
胰腺	40~60	空气	−1000
肾	40~60	静脉血液	55+/−5
主动脉	35~50	凝固血液	80+/−10

三、窗宽

窗宽（width）是指图像上包括 256 个灰阶的 CT 值范围。增加窗宽，图像层次增多，组织对比降低。

四、窗位

窗位（window level）是图像显示过程中代表图像灰阶的中心位置，因此，观察某一组织的结构细节时，应该以该组织的 CT 值为中心进行观察，此中心即窗位。提高窗位，图像变黑；降低窗位，图像变白。

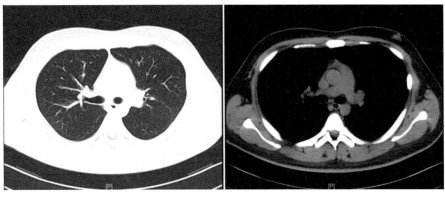

（a）窗位−650HU，窗宽 1200HU   （b）窗位+35HU，窗宽 450HU
同一层面采用不同的窗宽和窗位显示，可分别观察肺组织和纵隔结构

五、部分容积效应

在同一扫描层面含有两种以上不同密度的物质时，其所测 CT 值是它们的平均值，因而不能如实反映其中任何一种物质的 CT 值，这种现象为部分容积效应（partial volume effect）。

六、伪影

伪影（artifact）是指被扫描物体中并不存在而图像中却显示出来的各种不同类型的影像。主要包括运动伪影、高密度伪影和机器故障伪影等。

七、空间分辨率

空间分辨率（spatial resolution）是指分辨组织结构几何形态的能力。常用每厘米内的线对数或者用可辨别最小物体的直径（mm）来表示。CT 的空间分辨率不如普通 X 线。

八、密度分辨率

密度分辨率（density resolution）是指分辨组织结构密度差别的能力。CT 的密度分辨率较普通 X 线高 10~20 倍。

九、时间分辨率

时间分辨率（temporal resolution）是指扫描一周所需要的时间。时间分辨率越高，器官运动的影响就越小。

第二节　CT 设备及分类

CT 设备主要由扫描机、检查床、高压发生器、计算机、阵列处理器和图像显示器等组成。CT 设备主要有以下几类：

一、常规 CT

常规 CT 高压发生器置于机架外，通过电缆与 CT 机架内的球管相连。每次扫描，球管都有一个启动、加速、停止的过程，因此扫描速度受限，每次扫描需数秒至数分钟。

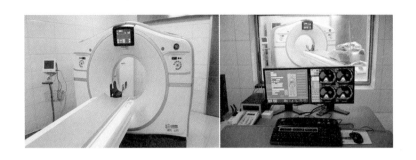

二、螺旋 CT

螺旋 CT（spiral CT, SCT）是目前广泛应用的 CT，它与常规 CT 扫描不同，SCT 扫描时，病人躺在检查床上以匀速进入 CT 机架，同时 X 线球管连续旋转式曝光，这种螺旋扫描不再是对人体某一层面采集数据，而是围绕人体的一段体积螺旋式地采集数据，所以亦被称为容积 CT 扫描（volume CT scanning）。它不仅速度快，而且可以重组任意平面或方向的图像，如矢状位、冠状位等，得到真正的三维图像，从而大大提高了其诊断价值。根据 X 线球管的数量，可分为单源螺旋 CT 和双源螺旋 CT；根据探测器的排数，可分为单层螺旋 CT 和多层螺旋 CT，如 16 层螺旋 CT、64 层螺旋 CT 等。

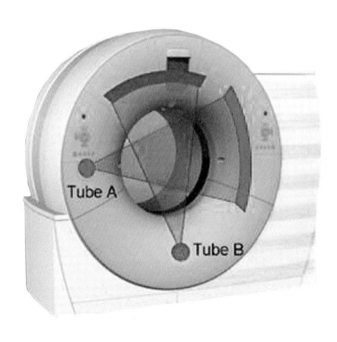

螺旋 CT 扫描示意图

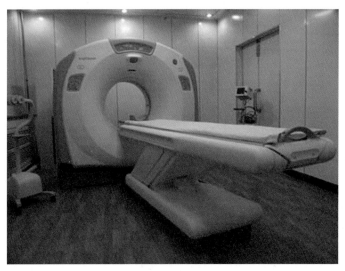

螺旋 CT 设备

三、宝石能谱 CT 和双源 CT 的双能量成像技术

宝石能谱 CT（gemstone spectral CT，GSCT）在球管和探测器等方面进行了革新，采用高纯度和高通透度、性能稳定的宝石作为探测器材料，使得宝石能谱 CT 能够在更低的剂量下，获得更为清晰的图像质量，取得更好的空间分辨率和密度分辨率；同时，它独有的能谱栅成像技术，将 CT 诊断从形态学带入功能学领域，从而大大提高了诊断的准确性。

双源 CT 的双能量成像技术（dual source CT，DSCT）利用两个 X 线球管之间的 X 线能量的不同来获得一组能量不同，解剖相同的图像，这种配对的双能量图像可以用于能量分析及能量减影。

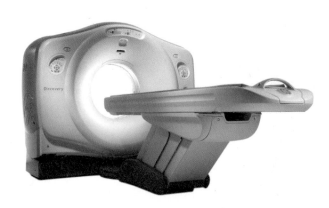

宝石能谱 CT

四、电子束CT

电子束CT（electronic beam CT，EBCT）与常规CT最大不同是没有X线球管，是由电子枪发射电子束，将电子束打到靶环上产生X线。它的特点是扫描速度快，在心血管成像中有独到之处。但是由于价格昂贵，限制了它的使用。

第三节　CT检查技术

一、CT平扫

CT平扫（precontrast scan or non-contrast scan）是指不用对比剂的扫描。

二、CT增强扫描

CT增强扫描（post contrast scan or contrast scan）是指血管内注射对比剂后的扫描。目的是提高病变组织同正常组织的密度差异，根据注射对比剂后扫描方法的不同，可分为常规增强扫描、动态增强扫描或多期增强扫描。

三、CT血管造影

CT血管造影（CT angiography，CTA）是指静脉注射对比剂后，在靶血管内对比剂浓度达到高峰的时间内，进行SCT扫描，经计算机重建成靶血管数字化的立体影像。

四、CT灌注成像

CT灌注成像（perfusion CT）主要反映组织微循环的血流灌注情况，是一种功能成像。主要用于脑梗死及缺血半暗带的判断，也用于心、肝、肺、肾病变的诊断。

五、CT能谱成像

CT能谱成像（gemstone spectral imaging，GSI）2009年底开始应用于临床。CT能谱成像不但能够获得基物质密度值及其分布图像，还能获得不同keV水平的单能量图像。其临床应用研究主要是去除硬化伪影、优化图像质量和对比噪声比、物质定量分析和能谱综合分析。

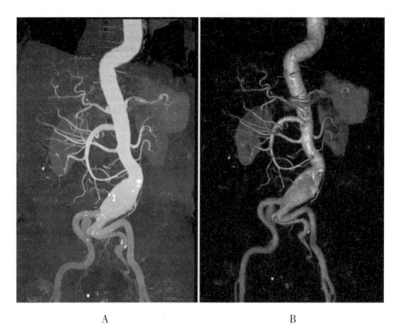

A B

CTA 成像显示腹主动脉瘤

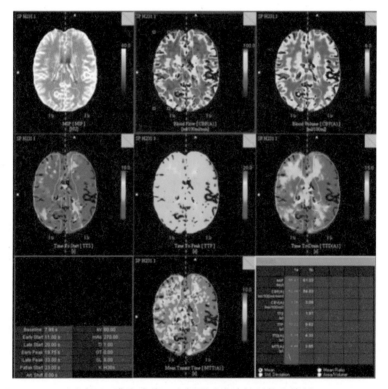

头部 CT 灌注成像，右侧颞叶灌注情况较左侧低

第四节　CT 图像后处理

　　CT 图像后处理技术主要有多平面重组（multi-planar reformation，MPR）、表面阴影显示法（shaded surface display，SSD）、最大密度投影法（maximum intensity projection，MIP）、容积再现三维成像（volume rendering technique，VRT）、CT 仿真内镜（CT virtual endoscopy，CTVE）等。

　　MPR 是将一组横断面图像的数据通过后处理使体素重新排列，使其能够根据诊断的需要，显示任意方向的二维断面图像。

　　SSD 可逼真地显示骨骼系统及增强血管的空间解剖结构，获得仿生学效果。SSD 可用于胸腹大血管及骨与关节的三维显示。

　　MIP 的成像原理是：按操作者观察物体的方向作一投影线，以该投影线经过的最大密度体素值作为结果的像素值，投影图像的重组结果是低密度的组织结构都被去除。MIP 图像主要提供密度信息，能显示血管壁钙化和对比剂充盈的血管腔，但当钙化围绕血管壁一周时，常常会因为钙化的遮盖而影响血管腔的显示。

　　VRT 是将选取层面容积数据的所有体素加以利用，并通过计算机的重组直接投影以二维图像的形式显示，能同时显示空间结构和密度信息。VRT 常用于血管成像，骨骼与关节以及尿路、支气管树等的三维显示。

　　CTVE 是利用计算机软件功能，将 CT 容积扫描的图像数据进行后处理，重建出空腔器官表现的立体图像，类似纤维内镜所见。

第四章　超声原理简介及临床应用

超声波是机械振动波，超声图像反映介质中声学参数的差异，可得到不同于光学、X线、γ射线等信息。超声对人体软组织有良好的分辨能力，可得到高达 120dB 以上动态范围的有用信息，有利于识别生物组织的微小病变。超声图像显示活体组织时不用染色处理，即可获得所需图像。

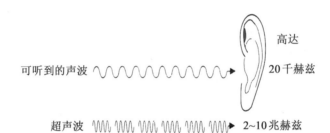

第一节　形态学检查

通过超声诊断，可以得到各脏器的断层图像，以形态学表现为依据，其基础是病变产生的组织声学变化和病理解剖学的形态改变及其与图像上的联系从而作出病变的定位和定性诊断。

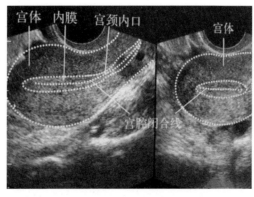

子宫纵切面　　　　　子宫横切面

子宫检查图像

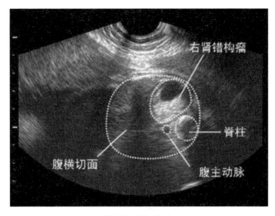

腹部超声检查

第二节　功能性检查

　　功能性检查是研究某些脏器、组织的生理特点所产生的声像图上或超声频谱多普勒上的变化，如超声心动图以及双功多普勒超声仪对心脏收缩与舒张功能的检测，血流速度及血流量测定，以及胆囊收缩和胃排空功能、呼吸时膈肌活动等。

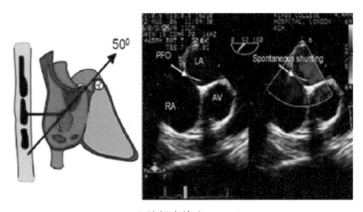

心脏超声检查

第三节　介入性超声波

　　介入性超声波（interventional ultrasound）不仅使超声诊断与临床及病理细胞学、组织学密切结合，提高了超声诊断水平，它还可以通过超声导向针刺抽出积液、积血、积脓，注入治疗药物或借助激光、微波等进行治疗，从而扩展了临床应用范围。

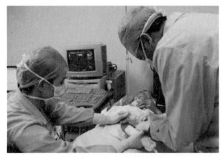
超声引导腹部穿刺

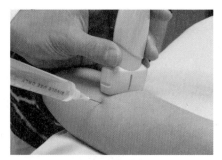
超声引导前臂穿刺

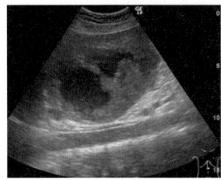
肝脓肿治疗前

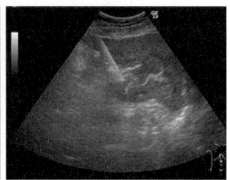
肝脓肿穿刺治疗中

第四节   超声诊断的特点

　　超声波对人体软组织有良好的分辨能力，有利于识别生物组织的微小病变。超声图像显示活体组织可不用染色处理，即可获得所需图像，有利于检测活体组织。超声信息的显示有许多方法，如 A 型、B 型、M 型、C 型和多普勒超声等，根据不同需要选择使用，可取得多方面的信息，达到广泛应用的效果。

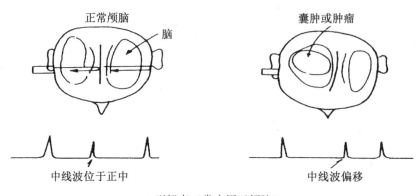

A 型超声（常应用于颅脑）

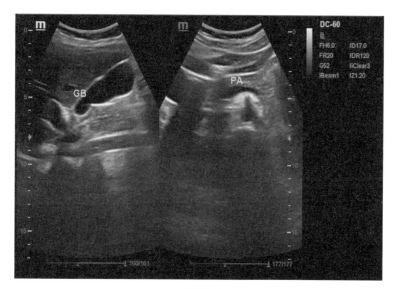

B 型超声

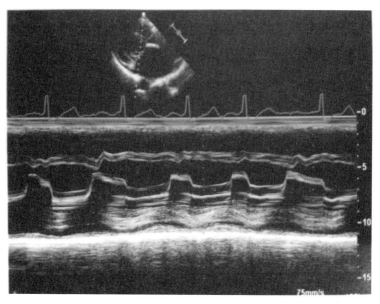

M 型超声

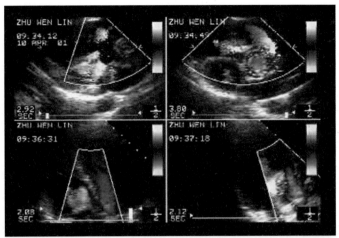

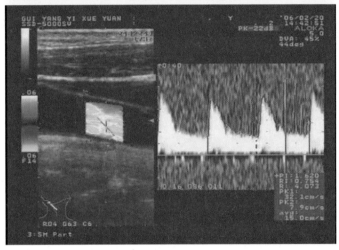

多普勒超声

第五节　超声诊断的优点

超声诊断有如下几方面优点:

(1) 无放射性损伤,为无创性检查技术。

(2) 取得信息量丰富,具有灰阶的切面图像,层次清楚,接近于解剖真实结构。

(3) 对活动介面能作动态的实时显示,便于观察。

(4) 能发挥官腔照影功能,无需任何照影剂即可显示管腔结构,如腹腔大血管、肝门静脉、肝静脉和胆管等。

(5) 对小病灶有良好的显示能力,实质性脏器内 1~2mm 的囊性或实质性病灶已能清晰显示。

（6）能取得各种方位的切面图像，并能根据图像显示的结构和特点，准确定位病灶和测量其大小。

（7）能准确判定各种先天性心血管畸形的病变性质和部位。

（8）可检测心脏收缩与舒张功能、血流量、胆囊收缩和胃排空功能。

（9）能及时取得结果，并可反复多次进行动态随访观察，对危重病人，可在床边检测。

第六节　常用超声显示方式

一、脉冲回声式

脉冲回声式（pulsed echo mode）的基本工作原理为：①发射短脉冲超声，脉冲重复频率500～1000Hz，或者更高；②接收放大，因体内回声的振幅差别在100～120dm间，除高速数字化技术外，一般必须使用对数式放大器；③数字扫描转换技术，使各种扫查形式的超声图转换成通用的电视制扫描模式；④显示图形，根据工作及显示方式的不同，可分为三种类型。

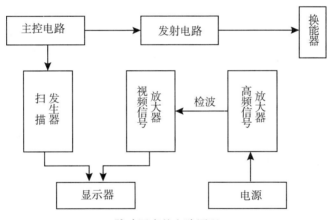

脉冲回声的电路原理

（一）A 型：振幅调制型（amplitude modulation）

单条声束在传播途径中遇到各个界面所产生的一系列的散射和反射回声，在示波屏时间轴上以振幅高低表达。即：示波屏的 x 轴自左至右代表回声时间的先后次序，它一般代表人体软组织的深浅（可在电子标尺上直读）；而 y 轴至基线上代表回声振幅的高低

A 型仪为单声束取样分析法，它不能形成直观图形。另外，示波屏上所显波形振幅因受非线性放大及显示压缩等影响，它不与真正的回声振幅成正比关系（相差甚大），已被淘汰。国外尚留存脑中线自动诊断仪在临床应用，但仅取其距离深度测量做分析依据，而

不是根据振幅判断。

（二）B 型：辉度调制型（brightness modulation）

B 型的基本原理为：将单条声束传播途径中遇到的各个界面所产生的一系列散射和反射回声，在示波屏时间轴上以光点的辉度（灰度）表达。B 型示波屏时间轴在 y 轴（与通用的 A 型仪不同）上。B 型超声诊断仪的完整含义为超声成像（或图像）诊断仪，它包括下列三个重要概念：①回声界面以光点表达；②各界面回声振幅（或强度）以辉度（灰度）表达；③声束顺序扫切脏器时，每一单条声束线上的光点群按次分布成一切面声像图。

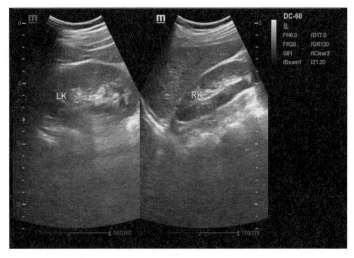

肾脏声像图

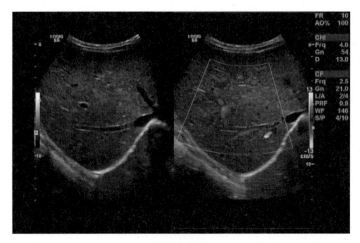

肝脏声像图

B型又分灰阶（grey scale）、彩阶（color scale）及双稳态（bi-stable）显示，以及实时（real-time）及静态（static）显示等等。B型最适于临床诊断者，为实时（帧频大于24f/s）及灰阶（灰阶数>64）或彩阶仪器。另外，根据探头与扫查方式，又可分为线扫（linear scan）、扇扫（sector scan）、凸弧扫（convex linear scan）及圆扫（redial scan）等。以凸弧扫的适应范围最广，但各有所长。

（三）M型

M型为活动显示型（time-motion mode）其原理为：①单声束取样获得界面回声；②回声辉度调制；③示波屏 y 轴为时间轴，代表界面深浅；④示波屏 x 轴为另外一个加的慢扫描时间基线，代表在一段较长时间内（数秒至10秒）的超声与其他有关生理参数的显示线。

M型获得"距离-时间"曲线。以往用于诊断心脏病及胎动、胎心心律测定。自从扇扫出现并发展完善后，M型已屈居其次。常在扇扫的实时心脏成像中，调节M型取样线，可作选定心脏或瓣膜结构在时相上的细致分析。M型可丰富、完善扇扫的图像诊断。

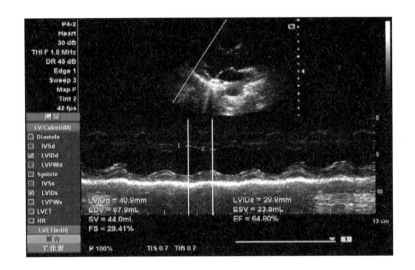

二、差频回声式

差频回声式（frequency shifted mode）的基本原理为：①发射固定频率的脉冲式或连续式超声；②提取频率已经变化的回声（差频回声）；③将差频回声频率与发射频率相比，取得两者间的差别量值及正负值；④显示。

根据工作及显示方式的不同，可分为以下两种类型：

（一）D型：差频式波型（Doppler mode）

单条声束在传播途径中遇到各个活动界面所产生的差频回声，在 x 轴的慢扫描基线上

沿 y 轴代表其差频的大小。通常慢扫描时，基线上方显示正值的差频；而其下方显示负值的差频。振幅高低正比差频的大小。如输入"声轴-流向"夹角数值，经 $\cos\theta$ 计算，可直接显示血流速度。曲线谱宽代表取样线段经过管腔所获得的多种流速范围。各点的辉度代表不同流速间统计分布。还有一种为模拟曲线显示型，只能表示差频回声中功率最大的成分。D 型又可分为两种亚型（式）：

（1）连续波式：对声束线上所有的血管内血流均可获得回声，它可测的最大流速不受限制，但无距离分辨力，不能区分浅、深血管中流速。在此式中，又分三种不同性能的装置：①非方向性：只估计流速高低不显示方向；②方向性：可分别显示血流正、负向；③双向性：可在同一瞬间显示正、负两个不同方向上的血流。

（2）脉冲选通门式（range gated）：脉冲发射与 A 型仪类似。接收器中设选通门，其门宽及浅深均属可调（门宽在 0.5~20mm 间可调；门深；从 0mm 的皮肤表面至 20cm 处可调）。这一亚型一般均为双向型显示，其不同点为扫描式显示或卷轴式显示。此外，有专用的差频频谱分析软件及频谱图显示等。

（二）D 型彩色描绘（Doppler color flow mapping，CFM，CDFI）

D 型彩色描绘近来获得快速发展。通常用自相关技术以获得一个较大腔室或管道中的全部差频回声信息，然后予以彩色编码显示。一般要求如下：

（1）彩色分离。

通常用红-黄色谱代表一种血流方向；蓝绿色谱代表另一种方向。并用红色表示低流速，愈接近黄色，表示流速愈高，最高流速显示为亮色；以蓝色表示另一方向的低流速，愈接近绿色，表示流速愈高，最高流速显示为白色。

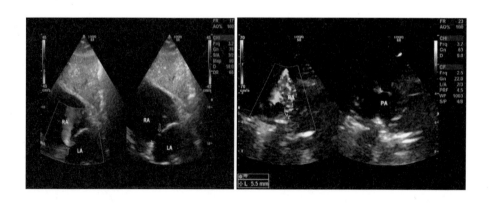

（2）彩色实时显示，以追踪小血管行径。

三、时距测速式

时距测速式为另一原理的超声彩色血流流速成像。它不用多普勒原理，而直接用短脉冲超声测定一群红细胞在单位时间内所流动的距离，从而算出流速，用彩色编码后显示血流的彩色流动。本法能获得连续的瞬时（10s）流速剖面及血管内径，故可用超声计算符合正确理论要求的血管内血流量。

四、非线性血流成像

应用血液中注射超声造影剂（大量微气泡群）对入射超声产生能量较大的二次谐频，二次谐频的频率为发射超声中心频率的2倍。提取二次谐频的信息成像可实时显示血管中造影剂的流动，液流图像特别清晰。可用于观察脏器内血管分布，研究有关疾病中正常或异常血供。谐频本身由于超声的非线性效应产生，故名为超声非线性血流成像。

五、其他

超声诊断中还有其他各种显示方式，如：

（1）C型显示（C-mode），为等深（constant depth）显示技术；

（2）F型显示（F-mode），为可变切面式（flexible）显示技术；

（3）三维显示（three-dimensional display），为程序连续的B型切面中空间信息的立体组图。又可分为：

①静态三维：用于静态脏器。采集信息时间在15～120s间。

②动态三维：一般用于心血管成像，同时记录心电图及切面空间连续变换的二维超声图。三维重建时，按前、后心电图上同一时相点上的不同空间回声信息组图。收集各切面信息时缓慢；但三维重建后回放图像时与心电同步，从回放图上观察可见"收缩、舒张时的心脏活动状态"。

③实时三维：应用二维阵探头在极短期间内获得与在时间上几乎一致、在空间上完全相符的三维活动图形。

（4）T型显示（T-mode），属穿透超声，如X摄片的原理。

（5）超声CT（ultrasound computed tomography），以X线CT原理用于超声，作声速重建或衰减重建图。

（6）超声全息（acoustical holography）。

（7）超声组织定征：利用多种声学参数的相互组合，以分析、鉴别某些脏器中不同疾病的声学参数改变，反过来研究组织的声学特征。所研究的声学参数有与频率相关的散射特性、吸收特性、衰减特性、频移特性、与温度有关的声速特性等。目前尚属研究领域。

第五章　MRI 原理简介及临床应用

第一节　MRI 成像原理

含有奇数质子或中子的原子核（以 ^1H 为代表）具有自旋性，在周围产生磁场，相当于一个小磁场。磁场用磁矩（M）来表示，磁矩是矢量，具有大小和方向。在平时状态，磁矩的取向是任意的，因而单位体积内生物组织宏观磁矩 $M = 0$。如果将原子核置于一个外加的均匀磁场中（用矢量 B_0 表示），磁矩的取向则不再是任意和无规律的，而是与主磁场的磁力线方向相同，构成宏观磁矩（又称宏观磁化矢量）。实际上，MRI 涉及和讨论的是宏观磁化矢量的变化规律。当施加射频脉冲时，处于主磁场中的质子获得能量，产生磁共振现象，质子群的宏观磁化矢量 M 不再与主磁场 B_0 平行，M 的方向将离开原来的平衡状态。当射频脉冲停止作用后，磁化向量并不是马上停止，而是逐渐恢复到平衡状态，我们把这一过程称为弛豫过程（relaxation），所用的时间称弛豫时间（relaxation time）。这是一个释放能量的过程，也是产生 MRI 信号的过程。采集这些信号以后，经过计算机的处理，获得 MRI 图像。

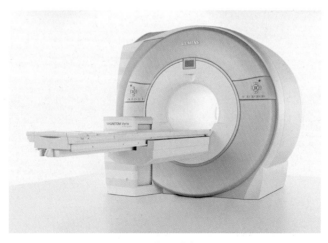

MRI 检查设备

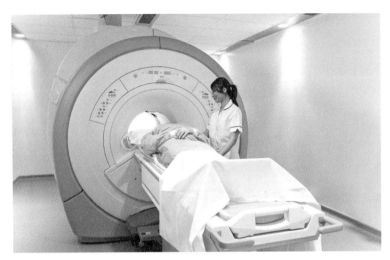

MRI 检查技术

下面介绍几种磁共振技术。

一、T₁加权像

T₁是指射频脉冲停止后，磁化矢量在纵轴方向（Z 轴）恢复到原来值的 63% 所需要的时间。主要利用 T₁的差别形成的图像，称为 T₁加权像（T₁ weighted image，T₁WI）。T₁短的组织，纵向弛豫恢复快、信号强，如脂肪。

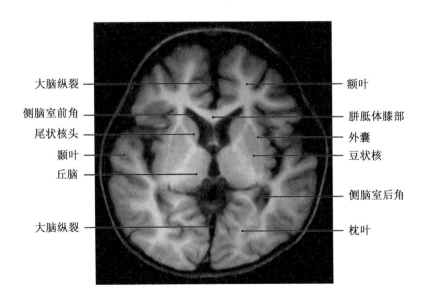

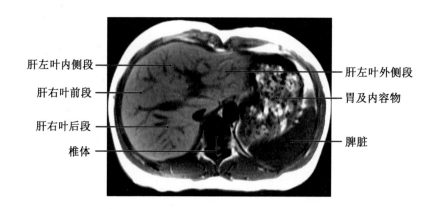

二、T₂加权像

　　T_2是指射频脉冲停止后，磁化矢量在横轴方向（X、Y轴）衰减到原来值的37%所需要的时间。主要利用 T_2 的差别形成的图像，称为 T_2 加权像（T_2 weighted image，T_2WI）。T_2长的组织，横向弛豫恢复慢、信号强，如水。

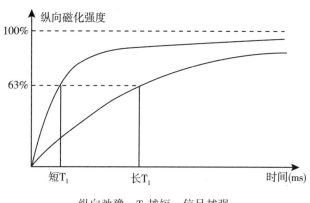

纵向弛豫，T_1越短，信号越强

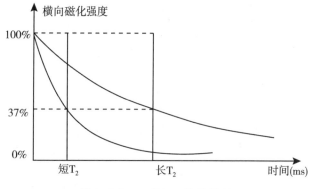

横向弛豫，T_2越短，信号越弱

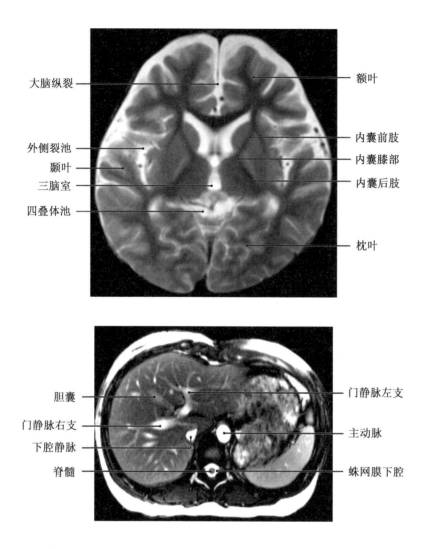

大脑纵裂
外侧裂池
颞叶
三脑室
四叠体池

额叶
内囊前肢
内囊膝部
内囊后肢
枕叶

胆囊
门静脉右支
下腔静脉
脊髓

门静脉左支
主动脉
蛛网膜下腔

三、质子密度加权像

质子密度加权像（proton density weighted image，PdWI）主要反映组织间质子密度（受检组织中氢原子数量）的差别。

四、脂肪抑制技术

脂肪抑制（fat-suppression）的特点是抑制脂肪的高信号，使之呈低信号，从而减少脂肪的干扰。例如，亚急性出血和脂肪组织在 T_1WI、T_2WI 呈相似的高信号，而采用脂肪抑制技术后，脂肪为低信号，而亚急性出血仍为高信号。脂肪抑制技术有多种，常用的有短时反转恢复序列（STIR），频率选择性脂肪抑制，同相位、反相位技术。

五、水抑制技术

液体衰减反转恢复（fluid attenuated inversion recovery，FLAIR）序列是常用的水抑制技术，能抑制自由水信号，使之在 T_2WI 上呈低信号，如脑脊液，而结合水不被抑制，如水肿。

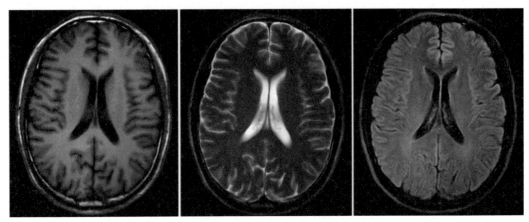

（a）在 T_1WI 上脑脊液为　　　　（b）在 T_2WI 上脑脊液为高信号　　　　（c）在 FLAIR 图像上脑脊液
　　低信号　　　　　　　　　　　　　高信号　　　　　　　　　　　　　　的高信号被抑制

正常脑组织 T_1WI、T_2WI 及 FLAIR 图像

六、同相位和反相位

利用自旋回波序列，获得水和脂肪中的质子宏观磁化矢量相位一致的图像，即为同相位（in phase，IP）图像；而宏观磁化矢量相位相反的图像为反相位（opposed phase，OP）图像。相位一致与相位相反的两个 MR 信号相加可去除脂肪的质子磁量，获得纯水的质子图像，如果两个 MR 信号相减，去除水的质子磁量，获得纯脂肪的质子图像。

第二节　MRI 的临床应用

一、MRI 常规扫描

MRI 通过人体正常和病理组织本身的特性获得扫描图像的方法。MRI 常规扫描序列通常包括 T_1WI、T_1WI、水抑制和脂肪抑制等。

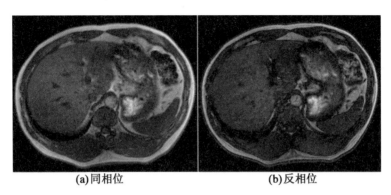

(a)同相位　　　　**(b)反相位**

人体正常肝脏图像

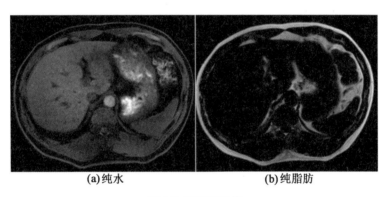

(a)纯水　　　　**(b)纯脂肪**

纯水及纯脂肪图像

人体正常组织和病理组织的信号强度

组织	T_1WI	T_2WI	组织	T_1WI	T_2WI
脑白质	中高	中低	水肿	低	高
脑灰质	中低	中高	含水囊肿	低	高
脑脊液	低	高	亚急性血肿	高	高
脂肪	高	中高	肌肉	中等	中等
骨皮质	低	低	钙化	低	低

二、MRI 增强扫描

从静脉注入 MRI 对比剂后的检查，称为增强扫描。常用的磁共振对比剂如 Gd-DTPA 主要是缩短 T_1 弛豫时间，增加病变与周围结构的对比，能更好地显示病变。用于血管造影，各种病变的显示，临床应用广泛。

三、磁共振血管造影

MRA（magnetic resonance angiography，MRA）是利用磁共振技术来显示血管和血流信号的一种检查方法。磁共振血管造影常用的技术有时间飞跃法（time of flight，TOF）、相位对比法（phase contrast，PC）对比增强法（contrast enhancement，CE）。MRA 对全身大血管显影效果较好，主要应用于头颈部血管、主动脉、四肢动脉等。

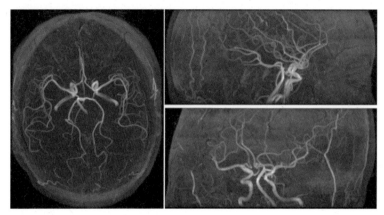

MRA 清晰显示颅内血管

四、磁共振水成像

磁共振水成像（magnetic resonance hydrography）是指利用特殊的磁共振成像方法（重 T_2WI 像）显示由液体构成的结构而忽略其他组织器官的一种成像技术，包括磁共振胆胰管造影（MR cholangiopancreatography，MRCP）、磁共振尿路成像（MR urography，MRU）、磁共振内耳水成像及磁共振涎腺管造影（MR sialography）等。目前应用最广泛的是 MRCP 和 MRU。MRCP 与内镜逆行胆管造影（endoscopic retrograde cholangiopancreatography，ERCP）相比，具有无创、显示不受造影剂压力影响的特点，可用于胰胆管恶性肿瘤、结石、胆管先天性病变、狭窄及胰腺炎的诊断。MRU 是泌尿系影像学检查的补充，适用于对碘过敏、严重肾功能损害、儿童和妊娠患者，以及对于肾肿瘤、结核、尿路梗阻和膀胱肿瘤的诊断。

五、磁共振波谱成像

磁共振波谱成像（magnetic resonance spectroscopy，MRS）是利用磁共振化学移位来测定分子组成及空间构型的一种检测方法。MRS 检测常用的原子核有 ^1H，^{31}P，^{23}Na，^{13}C，^{19}F 等，其中以 ^1H、^{31}P 的应用最广泛。由于以上原子核在不同化合物中的磁共振频率存在差异，因此它们在

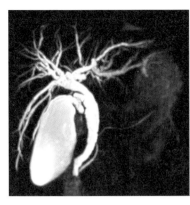 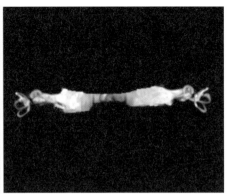

（a）MRCP 显示扩张的肝内外胆管 （b）磁共振内耳成像显示正常内耳结构

磁共振水成像

MRS 谱线中共振峰的位置也就不同，据此可以判断化合物的性质，而共振峰的峰高和曲线下面积反映了化合物的浓度。^{1}H MRS 可用来检测体内一些微量代谢产物，如肌酸（Cr）、胆碱（Cho）、γ-氨基丁酸（GABA）、谷氨酸（Glu）、谷氨酰胺（Gln）、乳酸（Lac）和 N-乙酰天冬氨酸（NAA）等。MRS 对颅内肿瘤、癫痫等定性诊断有一定的帮助。

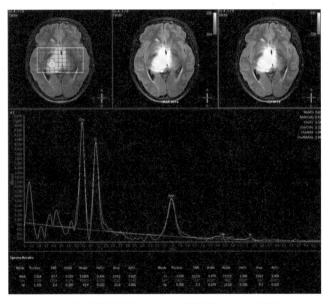

MRS 显示肿瘤实质内 NAA 峰降低，Cho 峰升高

六、扩散加权成像

扩散加权成像（diffusion weighted imaging，DWI）是利用磁共振成像显示活体组织中水分子扩散运动的一种成像方法。水分子的扩散快慢可用表观扩散系数（apparent diffusion coefficient，ADC）来表示。ADC 是直接反映水分子扩散快慢的指标，如组织中水分子扩散速度慢，ADC 值低，图像呈黑色；反之亦然。DWI 反映扩散信号强弱，扩散速度慢、信号高，图像呈白色，主要用于急性脑梗塞死肿瘤良恶性的鉴别。

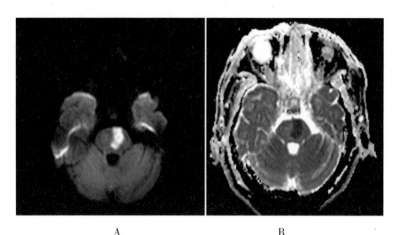

A   B

脑桥左侧急性脑梗死，DWI 上呈高信号，ADC 图上为低信号

七、扩散张量成像

在有固定排列顺序的组织结构中，如神经纤维束，水分子在各个方向的扩散是不同的，水分子通常更倾向于沿着神经纤维束走行的方向进行扩散，这种方向依赖性的扩散，称为扩散的各向异性。扩散张量成像（diffusion tensor imaging，DTI）是依赖水分子各向异性的成像方法，通过计算机后处理可显示脑和脊髓的各种传导束。

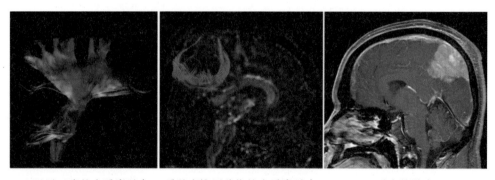

DT 显示正常的皮质脊髓束   受肿瘤推压移位的皮质脊髓束   对应的肿瘤

八、磁敏感加权成像

磁敏感加权成像（susceptibility weighted imaging，SWI）是一种利用组织局部磁场不均

匀性（如血液或铁）引起的磁敏感性差异而成像的技术。对血管内的脱氧血及血管外的血液成分敏感，主要用于出血性脑梗死、微量脑出血、血管畸形及新生儿缺氧缺血性脑病的诊断。

九、磁共振灌注成像

磁共振灌注成像（perfusion weighted imaging，PWI）是用来反映组织微循环分布及其血流灌注情况，评价局部组织活力和功能的磁共振检查技术。常用的方法是对比剂首过灌注成像，当团注的对比剂首次通过毛细血管床时，可致组织的 T_1、T_2 值缩短，此时应用超快速成像技术观察组织微循环 T_1、T_2 值的变化，得到信号强度-时间曲线，由此可计算血流动力学参数，如血容量、血流量、平均通过时间、达峰时间等。PWI 主要用于脑梗死的早期诊断，心、肝、肾功能灌注及良恶性肿瘤鉴别诊断等方面。

十、脑功能成像

脑功能成像（functional MRI of the brain，fMRI）是一种利用 MRI 研究活体脑神经细胞活动状态的检查技术。它主要借助超快速 MRI 扫描技术，测量人脑在思维、视、听觉或肢体活动时，相应脑区脑组织局部灌注状态的变化。目前 fMRI 主要应用的是血氧水平依赖对比增强技术（blood oxygen level dependent，BOLD）。BOLD 原理是大脑皮质某一区域受到刺激后，局部血流量增加，这样静脉血中去氧血红蛋白数量亦增多，去氧血红蛋白可在血管周围产生"不均匀磁场"，使局部组织质子"相位分离"加速，而使局部 MRI 信号降低。

第六章　PET 原理简介及临床应用

PET 是分子影像，是分子医学的一个重要组成部分。现代医学已进入分子医学的时代，目前分子医学由三大部分组成：(1) 分子诊断：检测基因蛋白与疾病的关系，基因缺陷和基因突变；(2) 分子影像；(3) 分子治疗：如基因治疗。PET 技术与分子医学密切相关。分子影像学的任务是提供分子水平的病理生理信息。分子成像技术目前有 PET 成像技术、MR 成像技术、光成像技术。

第一节　PET 基本知识

一、PET

PET（positron emission tomography），即正电子发射计算机断层技术。PET 也是这种仪器设备名称的称谓。PET 是一种分子成像技术，从分子水平上显示活体组织及病灶的代谢、细胞增殖、受体分布、血流灌注及脏器功能。利用其所反映的人体组织的生理、病理变化和异常生化、代谢改变的过程来诊断疾病。

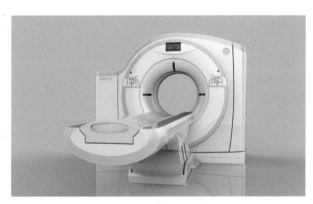

PET-CT 设备

PET 显像是利用放射性示踪技术的原理，即将正电子药物引入人体内后，正电子在衰变过程中产生湮灭辐射，放射出一对 γ 光子，被 PET 相对应的成对符合线路同时采集到，经计算机重建断层图像，获得全身包括靶器官的断层和三维图像以及各种生理参数，称为 PET 显像。正电子是一种反物质，正电子在衰变过程中产生湮灭辐射，放射出能量相同、方向相反的一对 γ 光子。

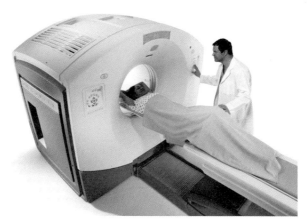

PET-CT 检查

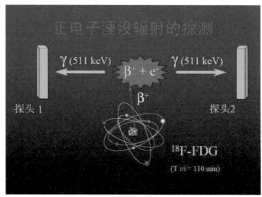

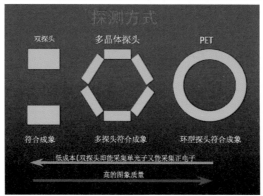

PET 的探测原理

二、PET 成像的基本条件

(一) PET 显像剂

回旋加速器生产正电子核素（11C、13N、15O、18F），通过化学方法合成相应的 PET 显像剂，如 18F -FDG 、11C-蛋氨酸等。

(二) PET 主机

PET 主机用来进行全身或局部扫描。

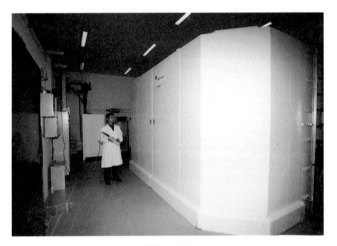

回旋加速器

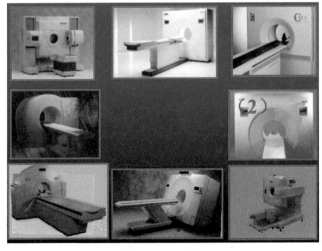

各类 PET 扫描仪

PET 环形探测器相应部位的电子准直探头同时接受到两个 γ 光子的信息，经符合线路输出，获得靶器官的断层和三维图像以及各种生理参数。

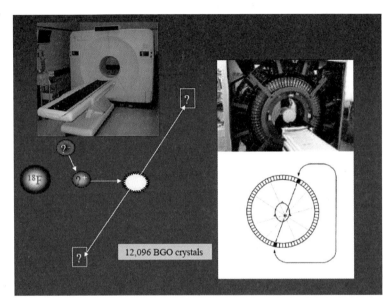

PET 探测器原理

三、PET/CT

PET/CT 是将 PET 和 CT 两种先进的影像技术有机地结合在一起的新型影像设备，即 PET/CT 一体机，又称为组合型或整合型 PET/CT。PET 是一种功能、分子影像技术，利用其所反映的人体组织的生理、病理变化和异常生化、代谢改变的过程所获得的信息来诊断疾病；CT 则是解剖成像技术，显示机体精细的解剖结构及形态学改变，根据其所识别的病理的解剖学信息来诊断疾病。PET/CT 系统是以 PET 显像为主体的功能、分子影像设备。

PET/CT 的一个很重要的性能是实现了 PET 和 CT 的同机图像融合，赋予 PET 显像全新的概念，形成了两种技术的优势互补，产生"1+1>2"的效应，不仅能大大提高诊断效能，提高诊断的准确性，为确定治疗方案提供决策依据，而且为手术、放疗提供了精确的生物靶区定位信息，为精确放疗创造条件。

四、PET 显像剂

PET 显像剂是正电子放射性药物。用 11C、13N、15O、18F 标记的人体生理物质及其代谢产物进行 PET 显像的药物，称为 PET 显像剂，如标记葡萄糖（18F-FDG）、氨基酸、脂肪酸、核酸、胆碱、抗体、受体和基因等，进行各种脏器、各种类型的显像。

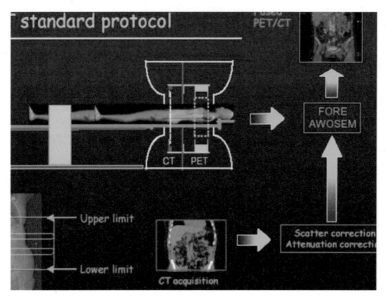

PET/CT 成像原理

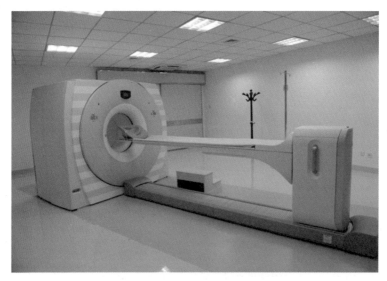

西门子 PET/CT Discovery LS16 型

放射性药物（如 18F-FDG ）进入人体后，可通过 PET/CT 检测到放射性药物在体内吸收、分布、代谢、运转、排泄等一系列生理、生化过程的各种信息，经计算机处理，可获得我们所需要的各种 PET 图像，以及关于靶器官的浓聚速率、代谢率、氧利用率、血流灌注量等参数。

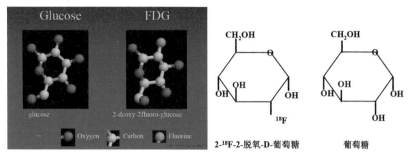

葡萄糖和 FDG 的区别

五、18F-FDG 的显像原理

18F-FDG 是氟代脱氧葡萄糖（2-deoxy-［18］fluoro-D-glucose）的简称，是葡萄糖代谢示踪剂，是目前最常用的 PET 示踪剂。18F-FDG 是葡萄糖的类似物，即葡萄糖分子中第二位羟基被 18F 原子所取代，与葡萄糖同属一种底物，二者均可自由通过毛细血管，经葡萄糖转运蛋白介导进入细胞内，18F-FDG 在细胞内磷酸化成为 6-磷酸 18F-FDG，不能进一步代谢，而滞留在细胞内，这是 18F-FDG PET 显像的基础。

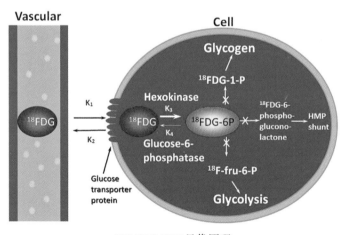

18F-FDG PET 显像原理

静脉注射 18F-FDG 后，在葡萄糖转运蛋白的帮助下，通过细胞膜进入细胞，细胞内的 18F-FDG 在己糖激酶（hexokinase）作用下磷酸化，生成 6-PO4-18F-FDG，由于 6-PO4-18F-FDG 的与葡萄糖的结构不同（2-位碳原子上的羟基被 18F 取代），不能进一步代谢，而且 6-PO4-18F-FDG 不能通过细胞膜而滞留在细胞内。在达到代谢平衡状态下，6-PO4-18F-FDG 的滞留量与组织细胞内葡萄糖的消耗量基本一致，因此，18F-FDG 能反映体内葡萄糖利用状况。绝大多数恶性肿瘤细胞具有高代谢特点，尤其是糖酵解作用明显增强，因此，肿瘤细胞内可积聚大量 18F-FDG，经 PET 显像可显示肿瘤的部位、形态、大小、数量及肿瘤内的放射性分布。同时，肿瘤细胞的原发灶和转移灶具有相似的代谢特性，一次注射 18F-FDG，就能方便地进行全身显像，18F-FDG PET 全身显像对于了解肿瘤的全身累及范围具有独特价值。临床上 18F-FDG PET/CT 主要用于恶性肿瘤的诊断及良恶性鉴别诊断、分期、评价疗效、监测复发及转移、鉴别肿瘤残余和治疗后纤维组织形成或坏死、寻找恶性肿瘤原发灶、指导临床活检及放疗计划。在良性疾病诊断方面，18F-FDG PET/CT 主要用于癫痫患者脑致痫灶定位，心肌梗死患者心肌存活估价及感染性病灶评价等。

六、18F-FDG 在人体内的分布

（一）生理性摄取

18F-FDG 是葡萄糖的类似物，可以进入人体内各种正常细胞，由于各脏器能量需要和消耗程度不同，18F-FDG 在各组织器官中的沉积也不尽相同，构成了人体内 18F-FDG 正常分布图像。

（1）生理性社区相对较多的部位：脑皮质和其他灰质部摄取最高，为全身最多的部位。肾内集合系统、输尿管和膀胱，均能大量聚集。进食后，左室心肌摄取较多；在禁食状态下，有半数受检者的心肌仍可显影，但分布不均匀。

（2）其他生理性摄取相对较少的部位：肝脏和脾脏常见轻度均匀性浓集。头颈部的眼肌、口咽部、舌扁桃体、Waldeyer 环，以及少数人的甲状腺。消化道中，食道、胃和结肠可见显影，个别人结肠局限性摄取较多。其他部位，如乳房、后纵隔、骨骼、肌肉、睾丸、子宫腔和卵巢等，也可能见到少量生理摄取 18F-FDG。

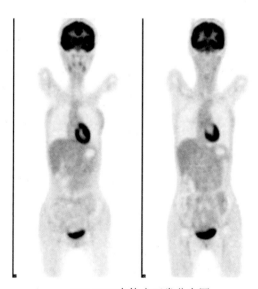

18F-FDG 在体内正常分布图

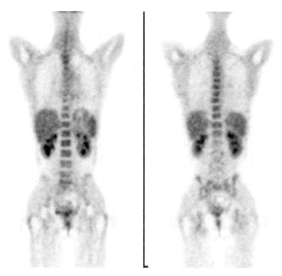

PET 显像冠状断层

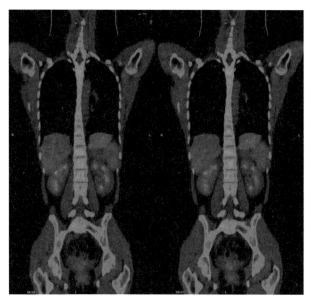

CT 和 PET 融合图像

(二) 18F-FDG 异常浓集的判断

异常浓集，是指超出正常分布范围和聚集程度的 18F-FDG 浓集灶。肉眼分析时，应考虑用药量、采集时间、显像条件等影响因素，一般选择自身的参照物（如肝）进行对比，可获得初步印象。

（三）定量分析

PET 显像的本质是显示显像剂在体内的代谢分布状况，采用定量方法研究显像剂在体内的分布，可为临床提供量化诊断信息，这也是 PET 显像检查的优势之一。通过定量分析，可获得葡萄糖代谢率、蛋白质合成速率、DNA 合成速率、氧代谢率等定量指标。在临床工作中，最常用的指标为标准化摄取值（standardized uptake value，SUV），SUV 是描述病灶放射性摄取量的指标，在 18F-FDG PET 显像时，SUV 对于鉴别病变的良、恶性具有一定参考价值。由于 SUV 的影响因素较多，使用 SUV 鉴别病变良、恶性时，一定要结合病灶的位置、形态、大小、数量及病灶内的放射性分布等，同时要密切结合患者的病史和其他影像及客观检查结果进行综合分析。计算公式为

$$SUV = \frac{\text{单位体积病变组织显像剂活度（Bq/ml）}}{\text{显像剂注射剂量（Bq）/体重（g）}}$$

此外，采用感兴趣区（region of interest，ROI）技术计算 ROI 的位置、面积、像素的计数值之和、平均值、方差、标准差等定量参数。在对动态采集的数据进行分析时，利用时间-放射性曲线（time-activity curve，TAC）分析方法，可研究体内 ROI 的显像剂分布随时间的变化。对于双探头，SPECT 符合探测显像常用肿瘤/非肿瘤比值（Tumor/Non Tumor，T/NT）进行分析。目前国内外一般多采用 SUV>2.5 作为区分良、恶性的参考界值。

（四）图像分析中的注意事项

PET 图像中包含了大量的功能代谢信息，大多数功能信息对诊断有帮助，但也有部分信息存在诱导错误诊断的可能。因此，在进行图像分析时要注意加以鉴别。18F-FDG 显像很多生理、病理及其他因素都会影响 PET/CT 显像结果，如体位不适、肌肉紧张时，可出现相应部位肌肉生理性浓聚；声、光刺激时，可引起大脑相应功能区代谢增高；精神紧张及寒冷刺激时，可引起棕色脂肪 18F-FDG 高摄取；胃肠道蠕动时，可引起胃肠道 18F-FDG 高摄取；女性月经周期中，子宫及卵巢可出现生理性浓聚；尿液放射性可对泌尿系统及盆腔病灶产生影响；糖尿病高血糖患者可降低病灶对 18F-FDG 的摄取；大量使用胰岛素可出现全身肌肉的 18F-FDG 高摄取；化疗药物或其他药物可引起骨髓及胸腺 18F-FDG 高摄取；由于炎性病变内的淋巴细胞、单核细胞等炎症细胞 18F-FDG 高摄取，可导致感染、活动性结核、炎性肉芽肿等表现为 18F-FDG 高摄取；另外，某些恶性肿瘤，如高分化肝细胞癌、黏液腺癌、印戒细胞癌、少部分高分化腺癌等，18F-FDG 摄取不高，易出现假阴性结果。

第二节　PET/CT 的临床应用

PET 对恶性肿瘤的诊断是基于示踪原理，利用肿瘤组织的一些特有的生物学或病理生理学及生物化学代谢特点，如恶性肿瘤组织生长快、代谢旺盛，具有高度的糖酵解能力，以及蛋白质、DNA 合成明显增加等，同时有些恶性肿瘤，如乳腺癌、前列腺癌、神经内

分泌肿瘤等，肿瘤细胞存在某些受体（如雌激素、雄性激素、生长抑素受体等）或抗体高表达现象。利用恶性肿瘤这些病理生理改变，采用正电子核素标记葡萄糖、氨基酸、核苷酸、受体的配体或抗体等为显像剂，引入机体后在病灶内聚集，经 PET 显像显示肿瘤的位置、形态、大小、数量及显像剂的分布状况，属于肿瘤阳性显像，突出病灶。

一、肿瘤的良、恶性鉴别

肿瘤的良、恶性鉴别，是临床经常遇到的问题，CT、MRI 等现代影像技术解剖结构显示清楚，空间分辨率及组织分辨率高，但是在肿瘤的良、恶性鉴别方面有一定的局限性。PET/CT 显像可从分子水平，从不同角度提供病灶的生物学特征信息，为肿瘤良、恶性鉴别提供更多依据。目前，18F-FDG 是临床最常用的 PET/CT 显像剂，通常 CT 显像见到肿物，18F-FDG PET/CT 显像显示肿瘤组织代谢增高是诊断恶性肿瘤的重要依据之一。18F-FDG PET/CT 对于食管癌、胃肠道恶性肿瘤、胰腺癌、胆道恶性肿瘤及肝癌等的诊断及鉴别诊断均具有重要的临床应用价值。

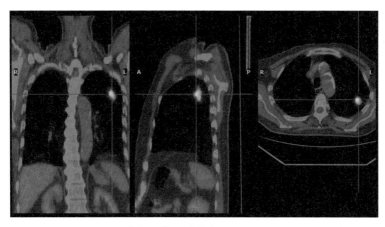

单个肺结节手术病理为肺癌

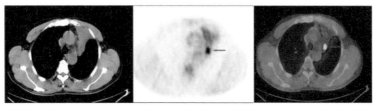

左上肺癌 18F-FDG PET/CT 图像
（从左向右分别为纵隔窗 CT、同层面 PET 图像和同层面 PET/CT 融合
图像。红箭头所指处为肺癌病灶，其远端肺不张合并阻塞性肺炎）

值得注意的是：①部分增殖快、代谢高的良性病变，如活动性结核、隐球菌性肉芽

肿、急性感染灶、脓肿等，可出现 18F-FDG 高摄取，导致假阳性结果。尤其在我国，结核患者相对较多，应注意排除活动性结核的干扰。②恶性肿瘤对 18F-FDG 多表现为高摄取，但有时也会出现假阴性结果。如高分化肝细胞癌由于肿瘤细胞内含有一定水平的葡萄糖-6-磷酸酶，可将进入肿瘤细胞并经己糖激酶催化生成的 6-磷酸-18F-FDG 水解，去掉 6-磷酸生成 18F-FDG，18F-FDG 可通过细胞膜被肿瘤细胞清除，PET 显像无 18F-FDG 浓聚，出现假阴性结果；还有部分特殊细胞类型的恶性肿瘤，如部分印戒细胞癌、黏液囊腺癌、部分高分化腺癌等，也可出现假阴性结果。临床初步研究证明，11C-乙酸、11C-胆碱可弥补 18F-FDG 对高分化肝细胞癌诊断存在不足。随着新显像剂的研发成功，假阴性和假阳性问题也将逐步得到解决。

二、肿瘤分期

恶性肿瘤的转移灶与原发灶具有组织学的同源性，具有相似的代谢特点，18F-FDG 是一种广谱恶性肿瘤显像剂，是以解剖图像方式显示肿瘤组织的葡萄糖代谢情况，属于肿瘤阳性显像，突出肿瘤病灶，而且一次注射就能很方便地进行全身显像检查，对于全身各个组织脏器，包括淋巴结，骨骼等的转移灶均能清楚显示，有利于检出解剖结构复杂部位的隐匿性转移病灶。

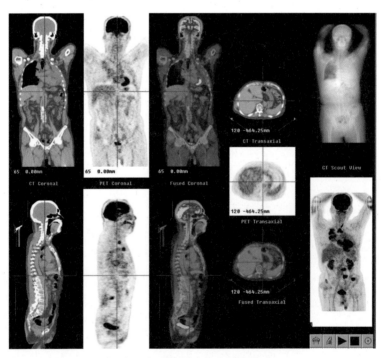

肺癌已广泛转移，失去手术机会

国内、外大量临床研究证实，经 18F-FDG PET/CT 显像检查，有 30%~40% 的恶性肿瘤患者改变了临床分期，而改变了临床治疗方案。18F-FDG PET/CT 显像可全面客观地了解恶性肿瘤的全身累及范围，为准确进行肿瘤分期，为临床治疗方案的决策提供科学依据。

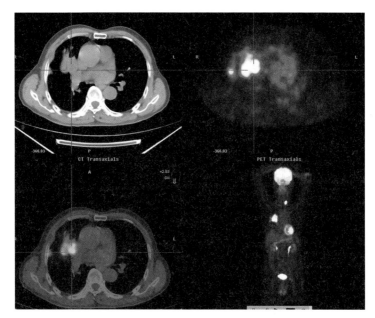

中央型肺癌胸膜及左锁骨上淋巴结转移

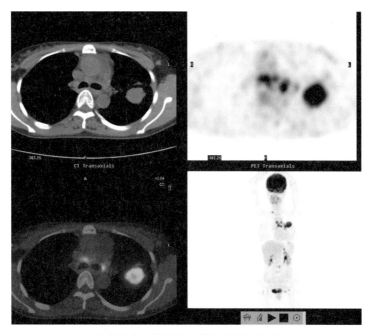

中央型肺癌，胸膜及左锁骨上淋巴结转移

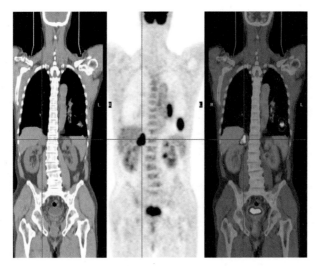

肺癌肾上腺转移

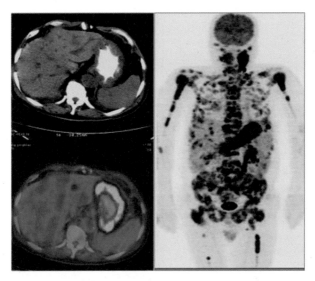

胃癌全身广泛转移 18F-FDG PET/CT 显像

三、评价疗效

在恶性肿瘤治疗过程中，早期了解肿瘤对治疗的响应，可以及时调整治疗方案，免除无效而且具有副作用的治疗，赢得治疗时间，使患者收到最大的治疗效果。肿瘤对放疗、化疗有效的反应首先表现为代谢降低、肿瘤的增生减缓或停止，随后才出现肿瘤的体积缩小或消失。PET 显像提供的是功能代谢信息，可在治疗的早期显示肿瘤组织的代谢变化，对于早期评价疗效具有重要意义。

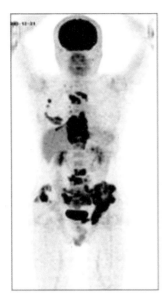 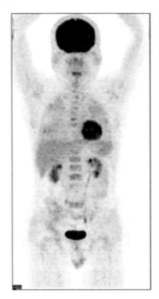

（a）化疗前，PET 示恶性淋巴瘤多处侵犯　　（b）化疗后，恶性淋巴瘤病灶基本消失

恶性淋巴瘤 18F-FDG PET/CT 显像（MIP 图）

四、监测复发及转移

恶性肿瘤治疗后出现复发或转移，是影响患者生存期的主要因素之一，早期发现肿瘤的复发及转移，可以及时采取治疗措施，延长患者的生存时间，提高生存质量。特别是肿瘤标志物增高时，PET/CT 检查对于发现复发及转移病灶具有重要意义。

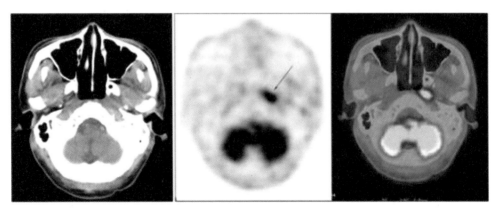

鼻咽癌放疗后，同机平扫 CT 未见明显异常，18F-FDG PET 显像见鼻咽左侧壁肿瘤复发病灶

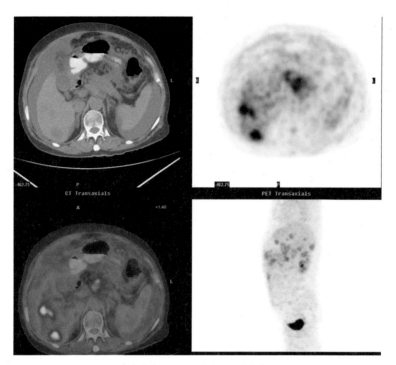

胰腺癌光子刀治疗后肝转移

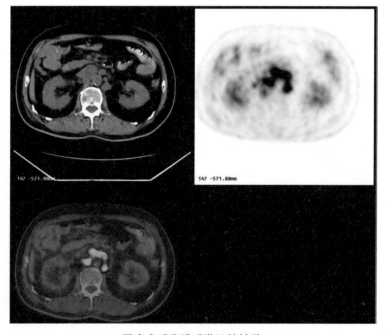

胃癌术后腹膜后淋巴结转移

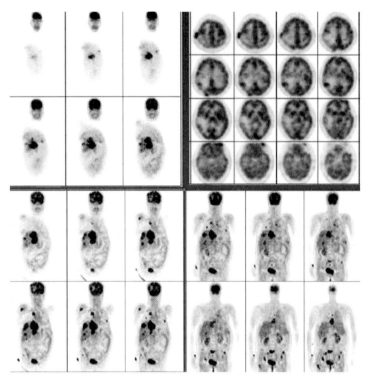

乳腺癌术后广泛转移

五、肿瘤残余和治疗后纤维组织形成或坏死的鉴别

恶性肿瘤经过手术、放疗、化疗以后，病灶局部出现的变化，CT 或 MRI 等影像学检查有时难以鉴别是治疗后纤维瘢痕形成或坏死，还是肿瘤残余。PET/CT 显像在这方面则具有明显的优势，因为残余肿瘤组织的代谢率明显高于治疗后形成的纤维瘢痕或坏死组织。

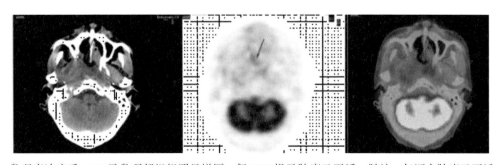

鼻咽癌治疗后，CT 示鼻咽部组织明显增厚，但 PET 提示肿瘤已灭活，随访 1 年证实肿瘤已灭活

六、寻找恶性肿瘤原发灶

　　未知原发灶的肿瘤，是指有明确的转移灶而未发现原发灶者。临床上常常是首先发现淋巴结或其他组织脏器的恶性肿瘤转移灶或血清肿瘤标志物明显增高，其中有部分患者经过常规影像学方法可以检出原发灶，但是仍有一部分患者不能检出原发灶。18F-FDG 是一种广谱的恶性肿瘤代谢显像剂，PET/CT 具有常规全身扫描的特点，可以方便、直观地了解全身组织脏器各个部位 18F-FDG 的分布情况，同时，恶性肿瘤的转移灶与原发灶具有组织学的同源性，代谢特点相似，因此，18F-FDG PET/CT 全身显像对于寻找恶性肿瘤原发灶具有明显优势。

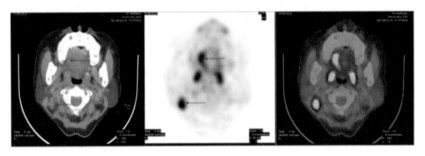

右侧颈部淋巴结转移性鳞状细胞癌，头颈部 MR、胸部 CT 多种检查
均未找到原发灶。18F-FDG PET/CT 显像发现原发灶位于右侧硬腭

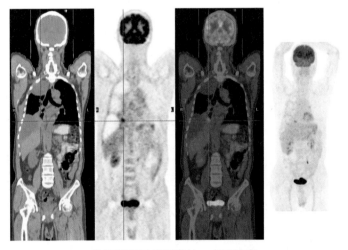

胸腔积液寻找原发灶，右下肺癌

七、指导临床活检

　　PET/CT 全身显像可明确肿瘤原发灶及全身累及情况，高代谢部位多为肿瘤细胞集

中，而且增殖活跃的部位。PET/CT 全身扫描有利于帮助临床医师选择表浅、远离血管、神经等重要解剖结构部位的高代谢病灶进行活检，容易获得正确诊断信息。

八、指导放疗计划

放疗是一种肿瘤局部治疗方法，放疗追求的目标是最大限度地将放射剂量精确地分布到所要照射的靶区内，而且最大限度降低肿瘤靶区周围正常组织的受照剂量，以获得最大治疗效益。适形放疗是一种新的放疗技术，即使放射高剂量的立体形态和肿瘤形态相适合，达到基本一致。适形放疗的关键是获得肿瘤在人体内的位置大小的三维分布信息，这主要是借助于各种断层影像手段，如 CT、MRI、PET/CT 等。因此，适形放疗就是要获得三维重建图像，并对肿瘤组织勾画三维分布的靶区，对靶区施加不同入射角度和线束的照射。

在临床实践中遇到的一个重要问题是，如何确定靶区的位置和范围，CT 和 MRI 主要提供了人体的解剖结构信息，因此在确定放疗靶区时，大多依靠 CT 图像来勾画解剖意义的分布靶区。PET/CT 可以提供多种肿瘤生物学因素决定的治疗靶区内放射敏感性不同的区域，即生物靶区（Biological tumor volume，BTV）。例如，18F-FDG 可以反映肿瘤组织的葡萄糖代谢情况；18F-FMISO 可以显示肿瘤组织的乏氧情况；11C-蛋氨酸可检测肿瘤蛋白质代谢；18F-FLT 可检测肿瘤核苷酸代谢等。由于肿瘤细胞对以上因素的反应不同，靶区的范围也有一定差异。随着新的 PET 显像剂的研发，将 CT 解剖靶区与 PET 显示的生物靶区相结合进行综合分析，可以为放疗计划提供更加精准、可靠的信息。

九、非肿瘤学应用

（一）癫痫病灶的定位诊断

顽固性癫痫药物常常难以控制，近年来外科治疗方法飞速发展，对一部分顽固性癫痫患者进行手术治疗取得了较佳的疗效。因此，对癫痫手术治疗病人的选择，特别是对癫痫病灶的定位诊断要求高。

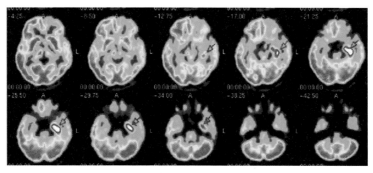

癫痫发作期表现为高代谢灶

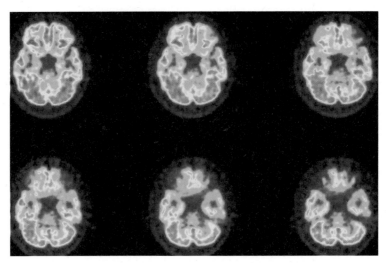

癫痫发作间期，低代谢，术后发作停止

18F-FDG 脑显像是直接显示脑组织能量代谢的状况。癫痫发作时，病灶消耗能量多，其摄取 18F-FDG 明显增加，呈高代谢灶或与周围正常脑组织代谢相近似；而在癫痫发作间期，无额外耗能，癫痫病灶内残留的神经元数量也少，故病灶局部呈低代谢表现。18F-FDG 癫痫病灶的定位诊断的灵敏度为 80%~92%，准确性为 90%。发作期高代谢与发作间期低代谢相符合时，癫痫灶诊断准确性高。值得注意的是，脑内低代谢灶不一定就是致癫痫灶，判断时必须密切结合临床。

(二) 阿尔海默氏病诊断

在老年期痴呆中 50%~60% 是老年性痴呆，又称阿尔海默氏病（Alzheimer's）。

18F-FDG 对痴呆的诊断具有两个特征，即脑萎缩和脑灰质放射性降低。其脑灰质放射性减低的意义可能是结构性损害病灶，也可能是代谢性或功能性损害病灶。在老年性痴呆早期，PET 表现为顶、后颞区及扣带回代谢减低，为双侧；在进展期，上述低代谢范围进一步扩大，且出现额叶代谢降低。而基底神经节、中央前后回、视状裂等较少累及。

(三) 在心血管疾病方面的应用

冠心病的早期诊断，13N-NH3 心肌血流灌注显像反映心肌细胞的灌注状态，提供了心肌灌注的直接信息。用 13N-NH3 与定量冠状动脉造影对照研究诊断冠心病的灵敏度为 94%，特异性为 95%。

心肌灌注负荷试验，可以了解冠状动脉血流储备功能。Gupta 等应用腺苷负荷 13N-NH3 心肌灌注显像，诊断冠脉病变的灵敏度为 95%，特异性为 94%。

心肌细胞存活的判断：心肌梗死后有一部分心肌缺血坏死，尚有一部分仍然存活的心肌，称为顿抑心肌和冬眠心肌。用 13N-NH3 心肌血流灌注显像与 18F-FDG 心肌代谢显像（在葡萄糖负荷状态下）进行对比分析，判断心肌细胞是否存活。若灌注-代谢不匹配，即

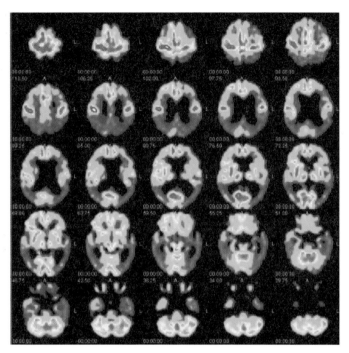

阿尔海默氏病（Alzheimer's），脑内皮质广泛低代谢

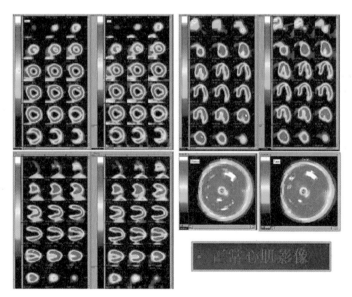

13N-NH3 心肌血流灌注显像

为存活心肌的标志；若灌注-代谢相匹配，则无存活心肌。此方法是目前公认的评价存活心肌的标准。判断有无存活心肌，对临床极为重要，有存活心肌的病人可以通过冠脉血管

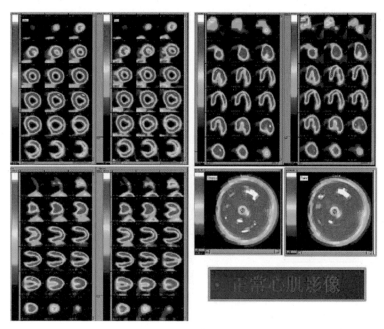

冠心病，前间壁、下壁心肌缺血

重建重新恢复心功能。

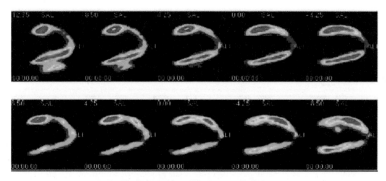

血流-代谢不匹配，前壁心肌有存活心肌

十、18F-FDG 的贡献

18F-FDG 的应用，特别是在肿瘤方面的成功应用，极大地推动了 PET 技术的发展。18F-FDG 是临床应用最广泛的肿瘤广谱显像剂，影像质量好，目前占 PET 显像总数的 90%左右，诊断准确性为 85%~90%，适用大多数肿瘤，在全身三维显像尤其对肿瘤分期以及寻找原发癌灶方面，仍具有无可比喻的优越性。18F-FDG 是反映糖代谢的显像剂，它的局限性显而易见，随着临床实践的深入和病例的积累，在肿瘤的诊断中，其局限性主要是假阳性和假阴性问题。因此，研制、开发其他特异性高的肿瘤显像剂，成为当前PET/CT 最迫切的课题之一。

（1）假阳性见于肺结核，结节病，肺部感染，包括霉菌、细菌性肺炎、肺脓肿、炎性假瘤等；

（2）假阴性见于肾透明细胞癌、支气管肺泡癌、印戒细胞癌、高分化的肝细胞癌和类癌等。

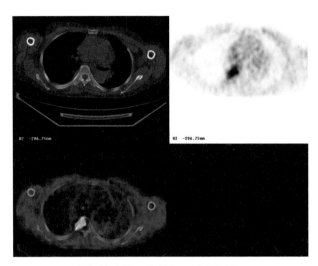

假阳性病例：肺结核（病理证实）

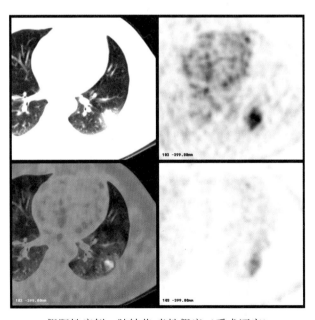

假阳性病例：肺结节-炎性假瘤（手术证实）

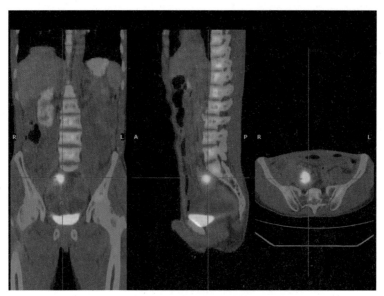

假阳性病例：手术证实右下腹炎性假瘤（肠梗阻型）

　　还有 18F-FDG 正常生理摄取的变异，以及检查前肌紧张、血糖过高、胃肠蠕动增强等因素，都会造成假象。充分了解和认识这些影响因素，有助于临床医生有针对性地选送病例，并结合临床其他资料，以便作出正确的判断。

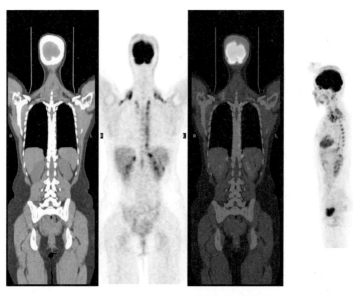

颈肩部椎肋关节间棕色脂肪摄取

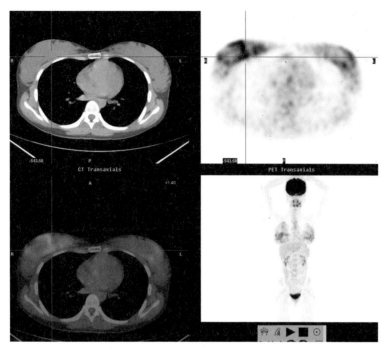

哺乳期乳腺聚集放射性

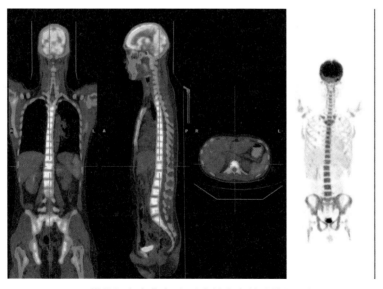

横纹肌肉瘤化疗后-反应性全身骨髓增生

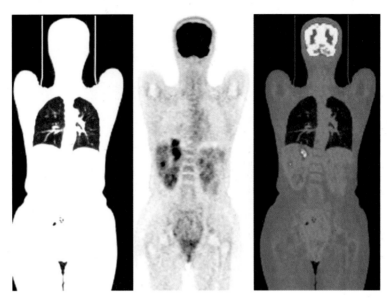

肝癌，腹式呼吸运动所致的定位误差

第三节   PET/CT 的现状

近年来，PET/CT 已显示出强劲的发展势头。在第 52 届美国核医学年会上，PET 论文数占所有显像论文数的 2/3，其中 18F 为主的论文达 638 篇。在国内，20 世纪 90 年代末北京、上海、广州在先期引进 12 台 PET，近几年引进速度加快，到目前为止，PET/CT 已安装使用近上百台。

PET 的发展取决于各种类型正电子药物的研制与应用，例如，18F-FDG 在肿瘤中的成功应用推动了 PET 技术的发展，而 PET/CT 的出现，必将进一步推动研制出各种灵敏度高、特异性强的新 PET 显像剂。目前用于肿瘤蛋白质代谢、核酸代谢、胆碱代谢显像剂，乙酸盐、亲乏氧组织显像剂，各种特异性抗体、受体显像剂，反义显像和转基因显像等，已受到人们的高度重视和关注。

随着信息科学和生物科学的进展，分子医学及分子核医学已成为 21 世纪的主流之一。PET 分子成像技术日趋成熟，开始在科研和临床上发挥更重要的作用，PET/CT 将会有更好的发展前景。

第七章 介入放射学

第一节 基本概念及分类

一、概念

介入放射学（interventional radiology，IVR）是指以医学影像诊断为基础，在医学影像设备（X线、超声、CT及磁共振等）的引导下，利用穿刺针、导管及其他介入器材对疾病进行治疗或采集组织学、细菌学及生理、生化资料进行诊断的一门新兴学科。

介入放射学具有影像诊断与微创治疗为一体的鲜明学科特点，为疾病的诊断和治疗开拓了新的途径，被称为现代临床治疗学中的第三大诊疗体系，是与内科、外科并列的三大治疗学。它具有微创性、可重复性强、定位准确、疗效高、见效快、并发症发生率低、多种技术可联合应用、简便易行等诸多优点，展示了广阔的前景，赢得了医学界的广泛重视和应用。

二、分类

介入放射学已形成了较完整的体系，临床上常用的分类方式有三种：

（1）按入路途径，可分为血管性介入和非血管性介入技术两大类。

（2）按病变部位和病种，又可分为神经介入、心脏介入、外周介入，后者也可细分为肿瘤介入、血管介入、消化道介入、泌尿系介入、妇产科介入、骨关节介入和急症介入等。

（3）按引导设备，又可分为X线介入（DSA）、CT介入、超声介入、MRI介入等。

第二节 主要技术

按照介入放射学的方法来分类，可分为以下几大类：

一、穿刺/引流术

穿刺/引流术（percutaneous puncture/drainage technique）主要用于：

（一）血管穿刺

如动、静脉的穿刺。Seldinger 血管穿刺技术是一切血管介入技术的基础。

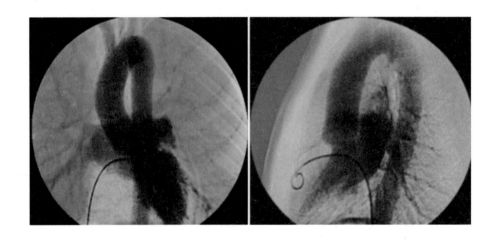

（二）囊肿、血肿、脓肿、积液的穿刺治疗

如肝囊肿的穿刺治疗。

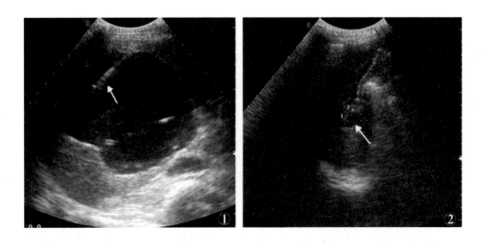

（三）实质性脏器肿瘤的穿刺治疗（消融术、放射性粒子植入术）

如肝细胞肝癌的穿刺治疗。

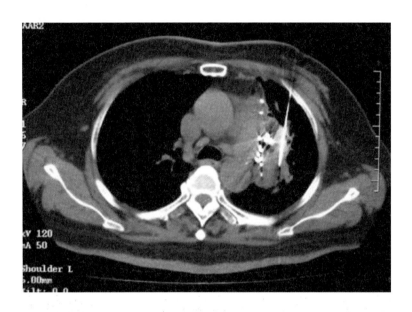

（四）采集组织学标本

如经皮经肺病变的穿刺活检。

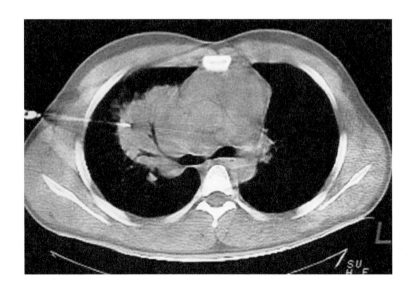

（五）阻断、破坏神经传导，用于止痛

如腹后壁神经丛的固定治疗晚期胰腺癌的腹痛。

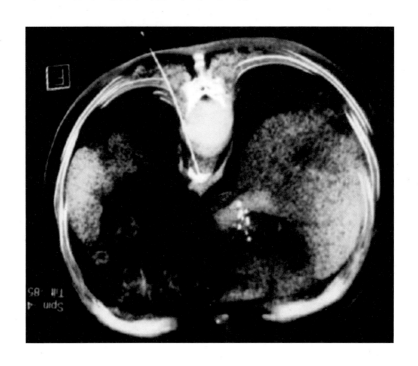

二、灌注/栓塞术

灌注/栓塞术（infusion/embolization）主要用于：

（一）各种原因出血的治疗

如消化道出血、呼吸道咯血等。

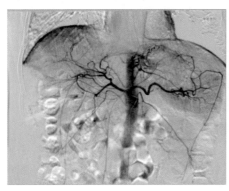
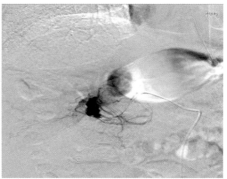

(二) 实质性脏器肿瘤的治疗

如肝细胞肝癌的栓塞治疗。

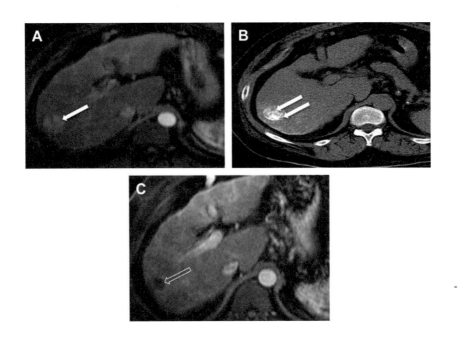

(三) 消除或减少器官功能的减能治疗

如部分性脾动脉栓塞治疗脾功能亢进。

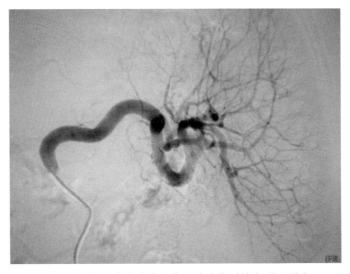

动脉造影提示脾脏动脉迂曲，脾脏实质染色明显增大

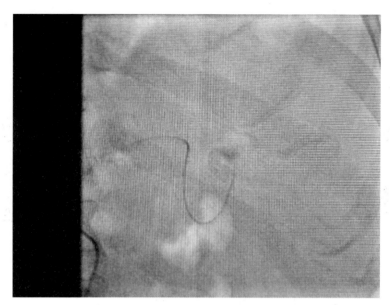

微导管超选行脾动脉部分栓塞术

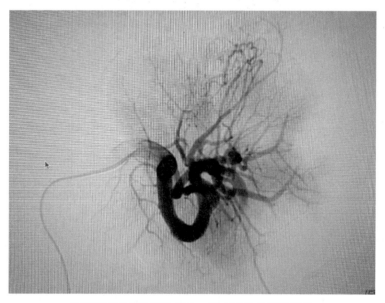

栓塞后见脾动脉部分残缺，脾实质染色部分消失

（四）非特异性炎症的治疗

如非特异性结肠炎的治疗。

三、成形术

成形术（angioplasty）主要用于：

（一）恢复组织器官的形态

如血管、消化道、呼吸道、泌尿生殖道等的狭窄成形（以球囊扩张成形，支架植入）；脊柱椎体压缩性骨折的高度恢复成形（以球囊和骨水泥作椎体成形术等）。

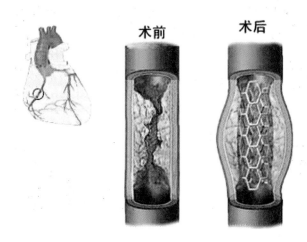

冠状动脉成形术

（二）建立新的通道

如经颈内静脉肝内门腔静脉分流术（TIPS）。

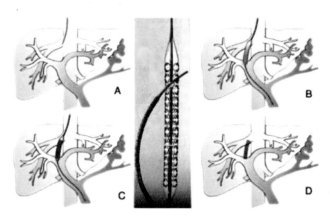

经颈静脉肝内门体分流术（TIPS）操作过程

（三）消除异常通道

如闭塞气管-食管瘘、闭塞动脉-静脉瘘等。

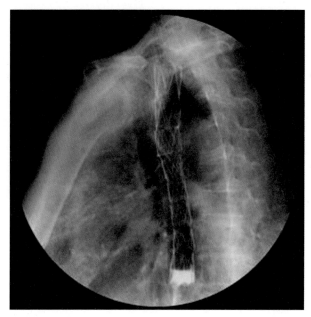

放置食管气管瘘堵瘘支架

四、其他

非包含在以上三项内的内容，如异物取出等。

第八章 影像诊断思维

第一节 X线图像的观察与分析

在观察分析 X 线图像时，应首先注意摄影技术（摄影条件和体位）是否满足临床诊断需要。其次，要按一定的顺序，全面系统地观察 X 线片，并结合临床表现，着重观察分析病变区。例如，在分析胸部平片时，应注意按顺序观察胸廓、肺、纵隔、心脏及大血管、膈肌，其中，观察肺时，要观察整个肺野和肺门。

观察和分析异常 X 线表现的基础是熟悉正常和变异的 X 线表现。异常的 X 线表现主要是被检查组织器官形态和密度的改变，例如，肺纤维化既可使胸廓和肺的形态发生改变，又因肺内病变处含气量减少，纤维结缔组织增加，而使肺野的密度增加。

病变以局灶性改变最为常见。观察时要注意如下要点：

（1）位置和分布：肺上叶尖后段的渗出性病变多为结核，而在肺下叶则多为肺炎。

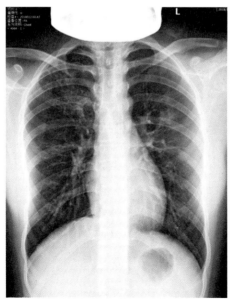

双上肺尖后段见斑片状、结节、索条状影，左上肺见一空洞影，诊断双肺继发性肺结核

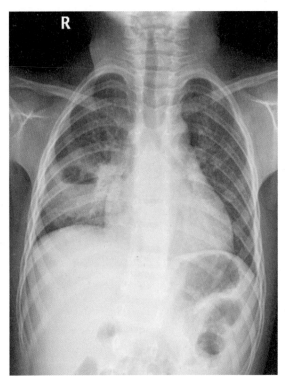

右中下肺片状密度增高影，内见一液气平面，诊断右中下肺脓肿

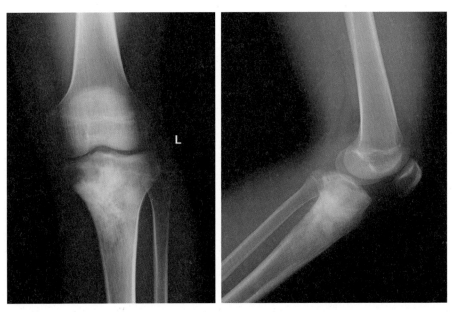

左胫骨近干骺端见片状骨质增生硬化，背侧见骨膜反应，诊断左胫骨近端骨肉瘤

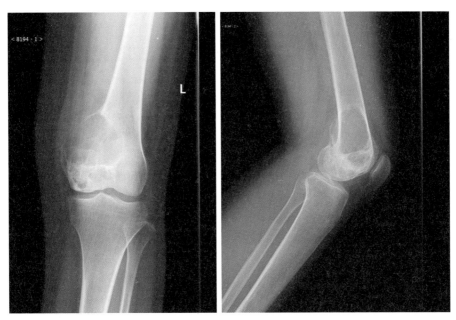

左股骨远端见一偏向性膨胀性骨质破坏，内见分隔，边界清楚，诊断骨巨细胞瘤

（2）数目和形状：肺内多发球形病灶多为转移瘤，而单发病灶则应考虑为肺癌、错构瘤或炎性假瘤等；肺内炎症多为片状或斑片状高密度影。

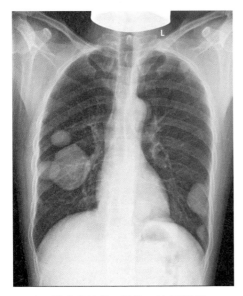

双肺多发结节、肿块，边界清楚、
密度均匀，诊断转移瘤

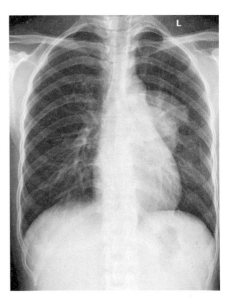

左肺门区见一肿块影，诊断左侧
中央型肺癌

（3）边缘：一般良性肿瘤、慢性炎症和病变愈合期，边缘光滑；恶性肿瘤、急性炎症和病变进展阶段边缘多模糊。

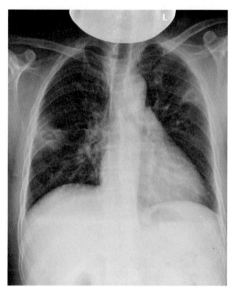

肺脓肿治疗后一月余复查，双肺见多发斑片状密度增高影，边界较清楚，内见空洞影：诊断肺脓肿

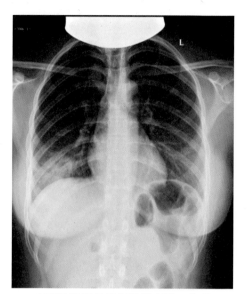

右下肺见斑片状密度增高影，密度不均匀，边界不清，诊断右下肺炎症

（4）密度：病变组织的密度可高于或低于正常组织，肺内密度降低可为肺气肿或肺大泡所致，密度增高为肺实变或占位病变引起。

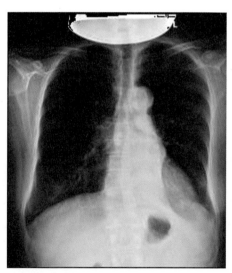

左下肺中型肺癌患者，见左下肺心后区片状密度增高

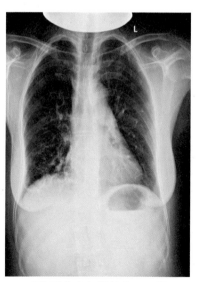

双肺囊状支气管扩张：双肺见多发囊状密度减低影

（5）邻近器官组织的改变：肺内大面积密度增高时，可根据胸廓扩大或是下陷，肋间隙增宽还是变窄，膈的下降或是上升，纵隔是推移或牵拉等改变，来判断病变性质。前者为胸腔积液所造成的改变，而后者则多为肺不张、胸膜肥厚黏连所致。

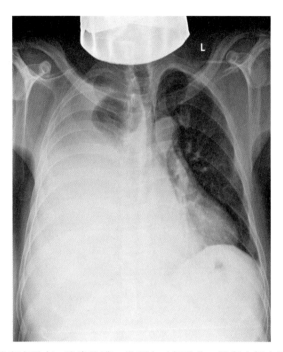

右肺大片状密度增高，胸廓饱满、纵隔向对侧移位：诊断右侧大量胸腔积液

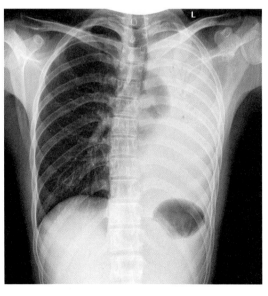

左肺大片状密度增高，左膈影上移，胸廓稍塌陷，纵隔向患者移位，诊断左肺实变并肺不张

（6）器官功能的改变：主要是观察心脏大血管的搏动、胃肠道的蠕动、膈的呼吸运动等，这有时是发现疾病早期的依据之一。

第二节   CT 图像的观察与分析

在观察分析 CT 图像时，应先了解扫描的技术与方法，是平扫，还是对比增强扫描。应该指出的是，在观察电视荧屏上的 CT 图像时，需应用窗技术，包括窗位（L）和窗宽（W）。分别调节窗位和窗宽，可使某一欲观察组织，如骨骼或软组织显示更为清楚。窗位和窗宽在 CT 照片上则是固定的，并均有显示。对每帧 CT 图像要进行细致观察，结合一系列多帧图像的观察，可立体地了解器官的大小、形状和器官间的解剖关系。

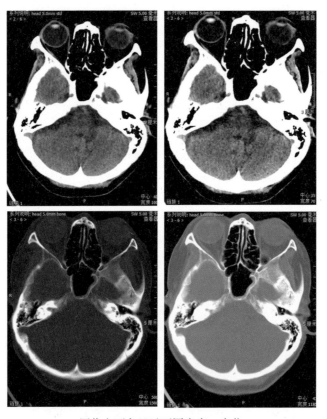

图像右下角显示不同窗宽，窗位

根据病变密度高于、低于或等于所在器官的密度，可分为高密度、低密度或等密度病变。如果密度不均，有高有低，则为混杂密度病变。发现病变要分析病变的部位、大小、形状、数目和边缘，还可测定 CT 值以了解其密度的高低。

进行行对比增强扫描时，应首先明确检查技术，是单期或多期增强扫描，还是动态增

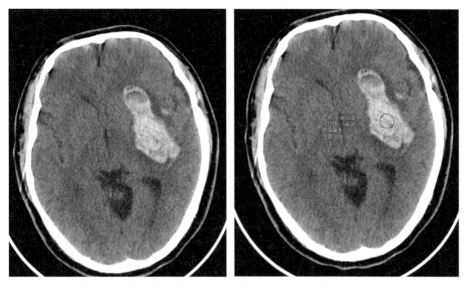

左基底节区见片状高密度影，CT 测量为 37-82HU，诊断左基底节区脑出血

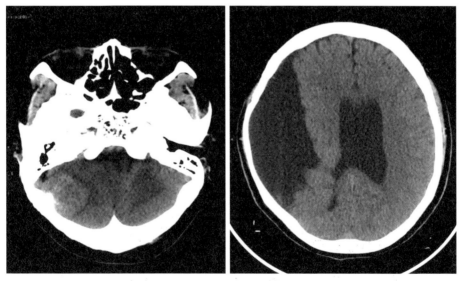

后颅窝右侧见一等密度肿块，病变与脑实质分界不清，诊断脑膜瘤。右侧额顶部
见片状低密度影，边界清楚，临近脑实质受压，诊断右侧额顶部蛛网膜囊肿

强扫描，并分析病变有无密度上的变化，即有无强化。如病变密度不增高，即为不强化；
如密度增高，则为强化。强化程度不同，形式各异，可以是均匀强化、不均匀强化，或只
是病变周边强化，即环状强化。对强化区行 CT 值测量，并与平扫的 CT 值比较或行各期
CT 值比较，可了解强化的程度及随时间所发生的变化。此外，还要观察邻近器官和组织
的受压、移位和浸润、破坏等。

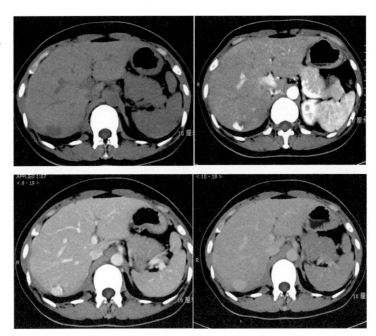

肝脏平扫+增强三期检查：肝右叶见团块状稍低密度影，增强扫描
动脉期见边缘轻微强化，门脉期及静脉期强化逐渐向中心填充，
内见多发分隔样强化，肝右叶海绵状血管瘤

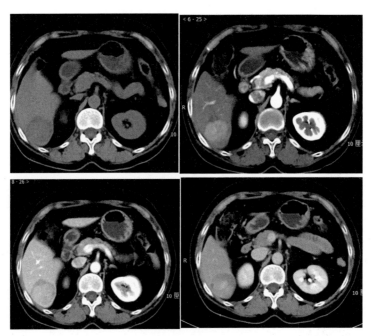

肝平扫+三期增强：肝右后下段见一类圆形等低密度影，增强扫描动脉期
见片状密度强化，门脉期、静脉期见不均匀强化，诊断肝腺瘤

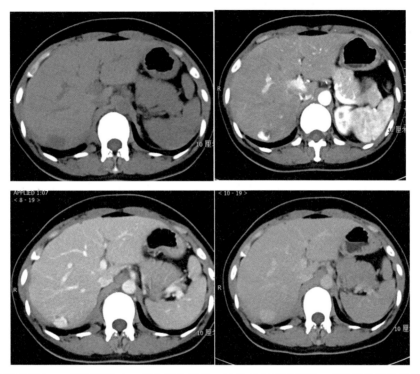

上腹部平扫+三期增强检查：肝右后上段见一结节状密度减低影，动脉期见明显强化，
强化程度与腹主动脉一致，门脉期、静脉期呈填充式强化，呈早出晚归改变

综合分析器官大小、形状的变化，病变的基本影像表现以及邻近器官受累情况，观察病变的位置、大小与数目、范围，就有可能对病变病理性质做出判断。和其他成像技术一样，还需要与临床资料结合，并同其他影像诊断综合分析，才可做出诊断。

CT 在检出病变、确定病变位置及大小与数目方面较为敏感且可靠，但对病理性质的诊断则有一定的限度。

第三节　MRI 图像的观察与分析

病变在 MRI 上通常有四种信号强度的改变：①高信号强度：MRI 图像中病变组织的信号强度高于周围组织；②等信号强度：病变与周围组织呈相同灰度，平扫无法识别病灶，有时需借助 MRI 对比剂的顺磁性效应以增加病变信号强度，使之与周围组织产生对比差别；③低信号强度：MRI 图像中病灶信号强度低于周围组织；④混杂信号强度：病变区包括以上两种或三种信号强度改变，例如肝癌伴出血坏死时在 T2WI 片上可呈现混杂信号强度改变。

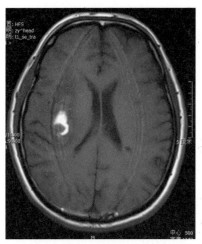

T1WI 序列右侧半卵圆中心高信号病变

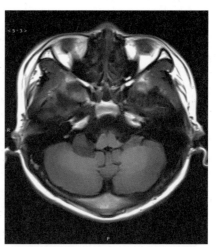

T1WI 序列右侧桥小脑角区等、稍低信号病变

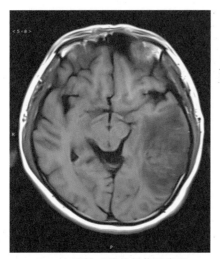

T1WI 左颞枕叶片状低信号病变

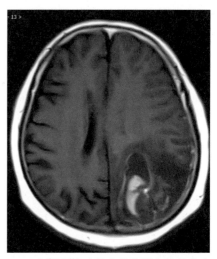

T1WI 左侧顶枕叶见大片状混杂信号病变

　　MRI 诊断时，首先必须明确病变的部位、形态、数目、大小，分析病变在各个序列中的信号强度、强化特征、周围水肿以及相邻结构的改变，再结合临床病史及必要的实验室检查，一般均能做出较为准确的定位和定性诊断。

　　下面简述 MRI 诊断时应遵循的一般规律：

　　（1）仔细观察各扫描方位，每个序列的每帧图像，如矢状位、冠状位、轴位等，以便获得病变的立体感，这是判断病变的起源及定位诊断的主要依据。

　　（2）病变在每个序列中的信号强度和强化方式是定性诊断的关键，如肝癌表现为稍长 T_1 和稍长 T_2 信号；肝血管瘤表现为稍长 T_1 和极长 T_2 信号；肝囊肿表现为极长 T_1 和极长 T_2 信号；某些病变如脂肪瘤的信号强度更具特征性，呈短 T_1 高信号，在脂肪抑制序列上其与脂肪信号同步降低。病变是否强化以及强化方式有重要诊断价值。一般认为，肿瘤

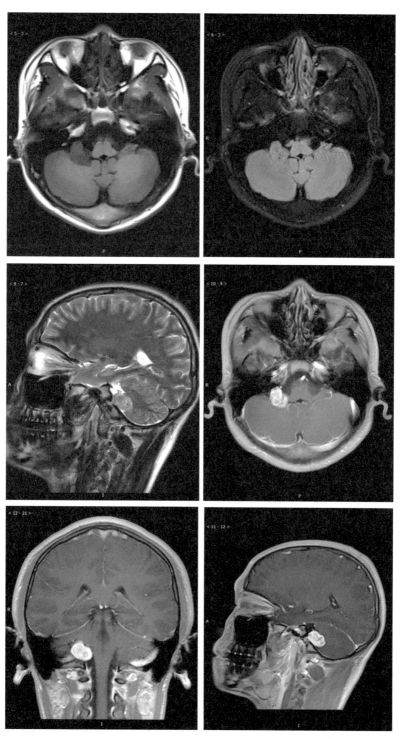

T1WI 右侧桥小脑角区等低信号结节影，FLAIR 呈等信号，T2WI 矢状位呈等高信号，T1WI 增强横断位、冠状位、矢状位见明显强化

性病变绝大多数有明显强化，而非肿瘤性病变一般不出现强化。又如，肝血管瘤增强后自周边呈向心性强化，直至充填整个病灶，这种强化方式是肝血管瘤的特征。

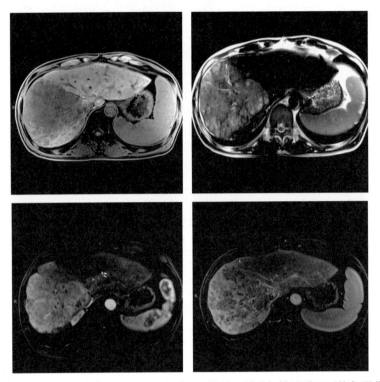

肝右叶巨块型肝 Ca，呈稍长 T_1 和稍长 T_2 信号，增强扫描见明显不均匀强化

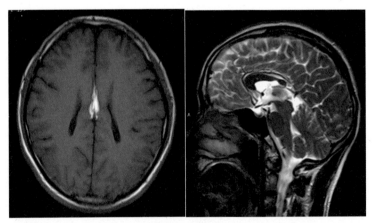

T1WI、T2WI 矢状位胼胝体上方见片条状脂肪信号影，胼胝体发育不良并脂肪瘤

（3）病变的大小、形态、数目、部位及其毗邻关系等信息，有助于病变的定性诊断。一般来讲，恶性肿瘤易多发，形态不规则；良性肿瘤多单发，呈类圆形。

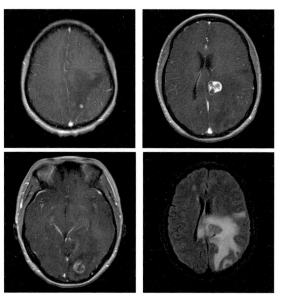

T1WI 增强扫描：双侧大脑半球多发结节状异常信号影，增强见明显环形强化，周围见大片状
水肿，FLAIR 显示左侧脑室旁结节状异常信号影并大片状水肿，右额叶结节状高信号影

某些病变有特定的发病部位，对定性诊断有帮助，如室管膜瘤易发生在脑室内，生殖
细胞瘤多位于松果体区，颅咽管瘤多发生在鞍区。

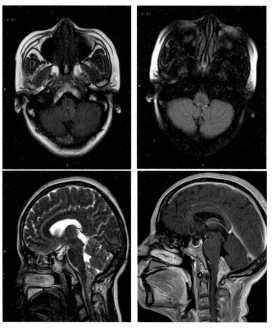

T1WI 第四脑室见结节状等、高信号影，FLAIR 呈等高信号，
T2WI 矢状位呈等高信号，矢状位增强扫描见明显不均匀强化

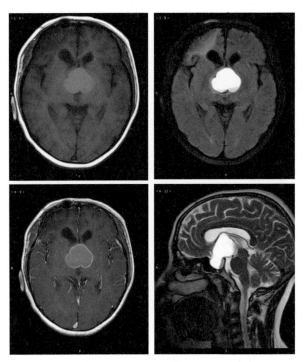

T1WI 鞍区见一结节状高信号影，FLAIR 呈高信号，增强扫描见薄壁环形
强化，矢状位 T2WI 内见液液平面，诊断颅咽管瘤

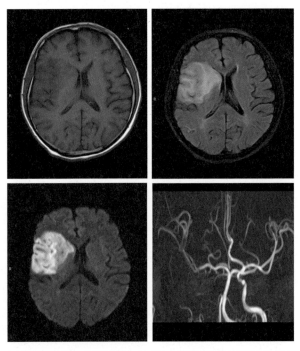

MRA：右侧颈总动脉未见显影，T1WI 右侧额颞叶见斑片状低信号影，
FLAIR 见斑片状高信号影，DWI 呈高信号

（4）一些特殊的 MRI 检查，如 MRI 水成像、MRA、MRS 等，是定性诊断的重要补充，但往往需要结合常规 MRI 检查才能确诊，如胰头癌在 MRCP 上只能显示胆总管及主胰管梗阻的部位和程度，对癌瘤本身则无法显示；对大面积脑梗死，MRA 只能观察到某支血管的闭塞，而无法显示梗死的部位和范围。因此，MRA 特殊检查必须与常规 MRI 相结合，缺一不可。

对部分病变而言，MRI 表现缺乏特异性，定性诊断仍有困难，必须紧密结合临床病史及相关实验室检查，如在 MRI 上发现两侧基底节区尤其是豆状核对称性信号异常，临床见到眼 K-F 环及血清铜蓝蛋白降低，则可确诊为肝豆状核变性。

第四节　超声声像分析

认真审核申请单内容，包括被检查者一般信息、病史、检查部位及要求等。选择合适的探头，用通俗易懂的语言与被检查者交流，检查时动作轻柔、操作熟练，得到患者配合。边检查边思考，保持头脑清晰，检查结束时，心里应该就有了结论。注意在诊断和鉴别诊断过程中一定要密切结合临床及其他相关检查。

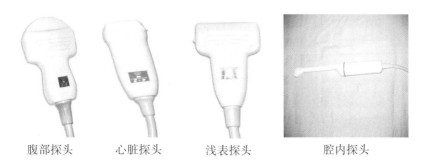

腹部探头　　　　心脏探头　　　　浅表探头　　　　腔内探头

一、腹部超声检查

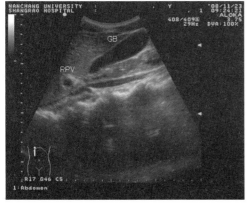

正常胆囊声像

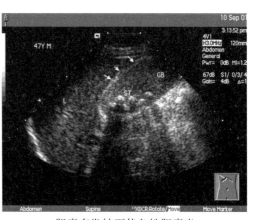

胆囊多发结石伴急性胆囊炎

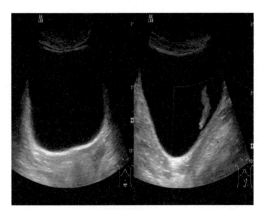

正常膀胱声像

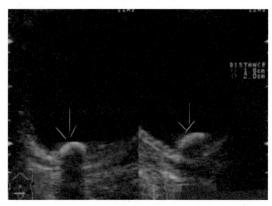

膀胱结石声像

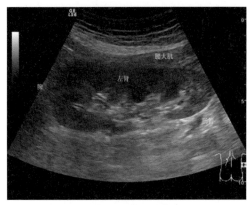

正常左肾纵切声像

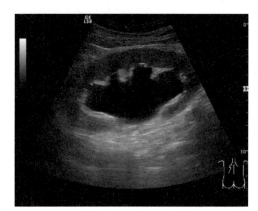

左肾中度积水声像

二、妇产科超声检查

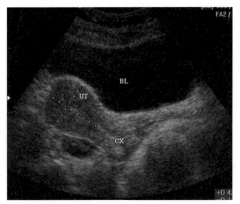

正常经腹前位子宫纵切声像

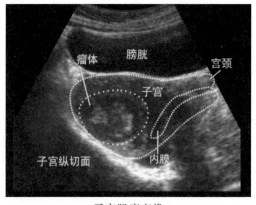

子宫肌瘤声像

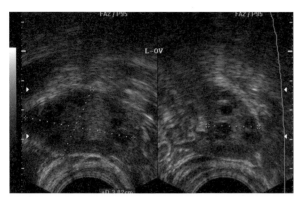

正常卵巢声像

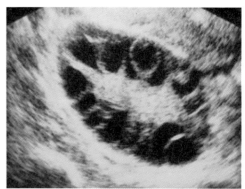

多囊卵巢综合征

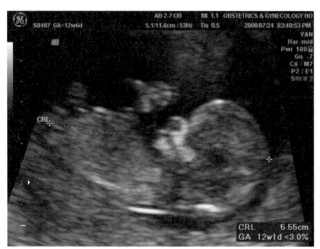

正常孕 12 周胎儿声像

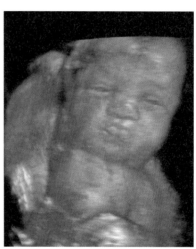

正常胎儿三维超声

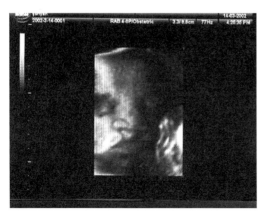

胎儿唇裂三维超声

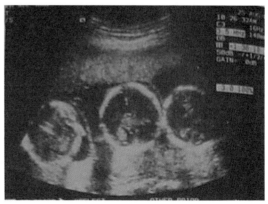

三胎妊娠

三、超声心动图检查

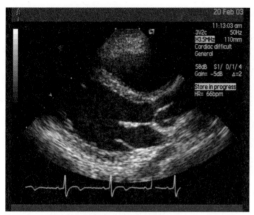

正常左室长轴切面

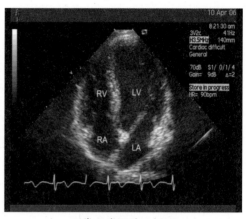

正常心尖四腔心切面

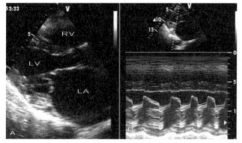

风湿性心脏病二尖瓣狭窄声像

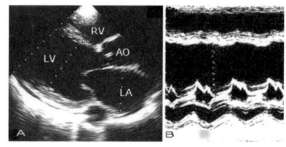

扩张性心肌病声像

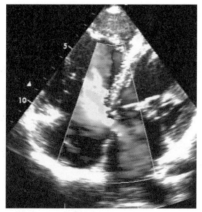

房间隔缺损声像

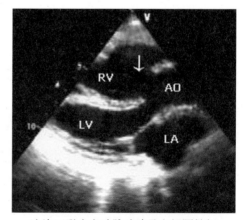

法洛四联症主动脉骑跨及室间隔缺损

参 考 文 献

1. 白人驹，徐克. 医学影像诊断学 ［M］. 第 3 版. 北京：人民卫生出版社，2013.

2. 郭启勇. 介入放射学 ［M］. 第 3 版. 北京：人民卫生出版社，2011.

3. 张雪林. 医学影像学 ［M］. 北京：人民卫生出版社，2007.

4. 刘林祥，李俊峰. 医学影像学 ［M］. 北京：人民卫生出版社，2013.

5. 李彦豪，何晓峰，陈勇. 实用临床介入诊疗学 ［M］. 第 3 版. 北京：科学出版社，2012.

6. 贺能树，吴恩惠. 中华影像医学：介入放射学卷 ［M］. 第 1 版. 北京：人民卫生出版社，2005.

7. Stanley Baum，Michael J. Pentecost. Abrams 介入放射学 ［M］. 第 2 版. 徐克，腾皋军，主译. 北京：人民卫生出版社，2010.

8. 徐克，邹英华，欧阳墉. 管腔内支架治疗学 ［M］. 第 2 版. 北京：科学出版社，2013.

9. 李麟荪，贺能树. 介入放射学——非血管性 ［M］. 北京：人民卫生出版社，2001.

10. Winn H R. 尤曼斯神经外科学（第 2 卷）：脑血管病与癫痫 ［M］. 第 5 版. 王任直，主译. 北京：人民卫生出版社，2009.

11. 李麟荪，滕皋军. 介入放射学临床与并发症 ［M］. 北京：人民卫生出版社，2010.

12. 杨仁杰，李文华. 急诊介入诊疗学 ［M］. 第 1 版. 北京：科学出版社，2008.